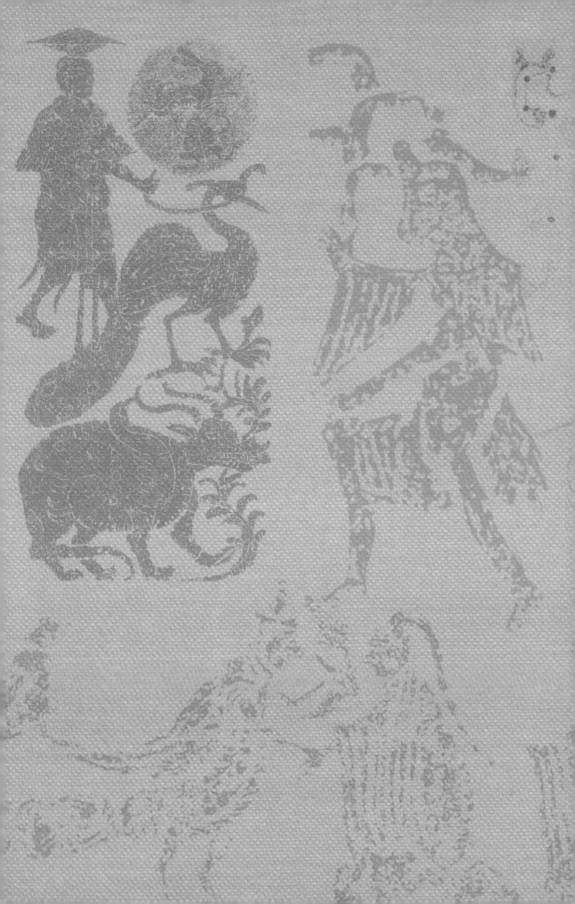

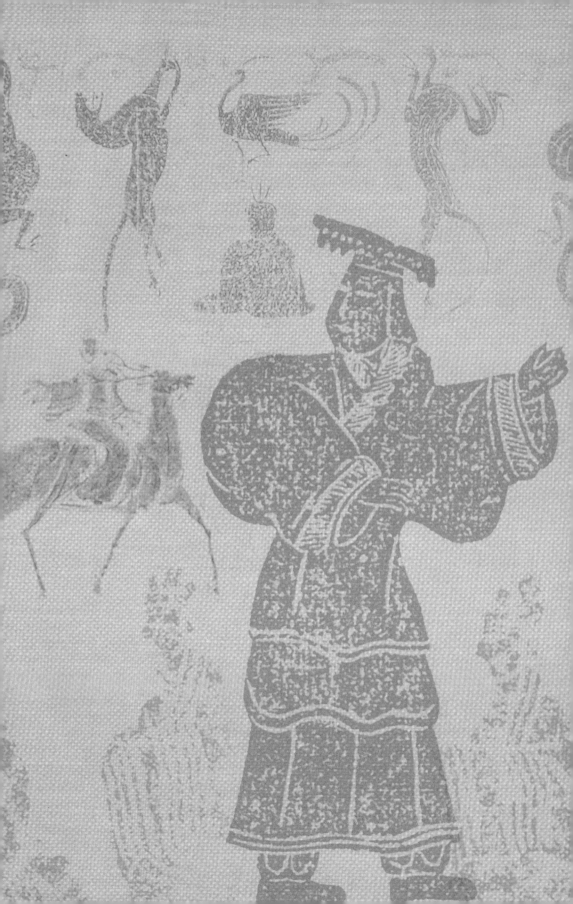

中国古医籍整理丛书

眼科要旨

清·张廷桂　著

路雪婧　王缙　宋姗姗　校注

全国百佳图书出版单位
中国中医药出版社
·北京·

图书在版编目（CIP）数据

眼科要旨/（清）张廷桂著；路雪婧，王缙，宋姗姗
校注 . —北京：中国中医药出版社，2022.8
（中国古医籍整理丛书）
ISBN 978 - 7 - 5132 - 7506 - 4

Ⅰ．①眼…　Ⅱ．①张…　②路…　③王…　④宋…　Ⅲ.
①中医五官科学 - 眼科学 - 中国 - 清代　Ⅳ．①R276.7

中国版本图书馆 CIP 数据核字（2022）第 045593 号

中国中医药出版社出版
北京经济技术开发区科创十三街 31 号院二区 8 号楼
邮政编码　100176
传真　010 - 64405721
廊坊市祥丰印刷有限公司印刷
各地新华书店经销

开本 710×1000　1/16　印张 6.75　字数 66 千字
2022 年 8 月第 1 版　2022 年 8 月第 1 次印刷
书号　ISBN 978 - 7 - 5132 - 7506 - 4

定价　30.00 元
网址　www.cptcm.com

服 务 热 线　010 - 64405510
购 书 热 线　010 - 89535836
维 权 打 假　010 - 64405753

微信服务号　zgzyycbs
微商城网址　https://kdt.im/LIdUGr
官 方 微 博　http://e.weibo.com/cptcm
天猫旗舰店网址　https://zgzyycbs.tmall.com

如有印装质量问题请与本社出版部联系（010 - 64405510）
版权专有　侵权必究

国家中医药管理局
中医药古籍保护与利用能力建设项目
组织工作委员会

主 任 委 员 王国强

副 主 任 委 员 王志勇 李大宁

执 行 主 任 委 员 曹洪欣 苏钢强 王国辰 欧阳兵

执行副主任委员 李 昱 武 东 李秀明 张成博

委　　　员

各省市项目组分管领导和主要专家

　（山东省）武继彪 欧阳兵 张成博 贾青顺

　（江苏省）吴勉华 周仲瑛 段金廞 胡 烈

　（上海市）张怀琼 季 光 严世芸 段逸山

　（福建省）阮诗玮 陈立典 李灿东 纪立金

　（浙江省）徐伟伟 范永升 柴可群 盛增秀

　（陕西省）黄立勋 呼 燕 魏少阳 苏荣彪

　（河南省）夏祖昌 刘文第 韩新峰 许敬生

　（辽宁省）杨关林 康廷国 石 岩 李德新

　（四川省）杨殿兴 梁繁荣 余曙光 张 毅

各项目组负责人

　王振国（山东省）　王旭东（江苏省）　张如青（上海市）

　李灿东（福建省）　陈勇毅（浙江省）　焦振廉（陕西省）

　蔡永敏（河南省）　鞠宝兆（辽宁省）　和中浚（四川省）

项目专家组

顾　问　马继兴　张灿玾　李经纬

组　长　余瀛鳌

成　员　李致忠　钱超尘　段逸山　严世芸　鲁兆麟
　　　　郑金生　林端宜　欧阳兵　高文柱　柳长华
　　　　王振国　王旭东　崔　蒙　严季澜　黄龙祥
　　　　陈勇毅　张志清

项目办公室（组织工作委员会办公室）

主　任　王振国　王思成

副主任　王振宇　刘群峰　陈榕虎　杨振宁　朱毓梅
　　　　刘更生　华中健

成　员　陈丽娜　邱　岳　王　庆　王　鹏　王春燕
　　　　郭瑞华　宋咏梅　周　扬　范　磊　张永泰
　　　　罗海鹰　王　爽　王　捷　贺晓路　熊智波

秘　书　张丰聪

前 言

中医药古籍是传承中华优秀文化的重要载体，也是中医学传承数千年的知识宝库，凝聚着中华民族特有的精神价值、思维方法、生命理论和医疗经验，不仅对于传承中医学术具有重要的历史价值，更是现代中医药科技创新和学术进步的源头和根基。保护和利用好中医药古籍，是弘扬中国优秀传统文化、传承中医学术的必由之路，事关中医药事业发展全局。

1949 年以来，在政府的大力支持和推动下，开展了系统的中医药古籍整理研究。1958 年，国务院科学规划委员会古籍整理出版规划小组在北京成立，负责指导全国的古籍整理出版工作。1982 年，国务院古籍整理出版规划小组召开全国古籍整理出版规划会议，制定了《古籍整理出版规划（1982—1990）》，卫生部先后下达了两批 200 余种中医古籍整理任务，掀起了中医古籍整理研究的新高潮，对中医文化与学术的弘扬、传承和发展，发挥了极其重要的作用，产生了不可估量的深远影响。

2007 年《国务院办公厅关于进一步加强古籍保护工作的意见》明确提出进一步加强古籍整理、出版和研究利用，以及

"保护为主、抢救第一、合理利用、加强管理"的方针。2009年《国务院关于扶持和促进中医药事业发展的若干意见》指出，要"开展中医药古籍普查登记，建立综合信息数据库和珍贵古籍名录，加强整理、出版、研究和利用"。《中医药创新发展规划纲要（2006—2020）》强调继承与创新并重，推动中医药传承与创新发展。

2003～2010年，国家财政多次立项支持中国中医科学院开展针对性中医药古籍抢救保护工作，在中国中医科学院图书馆设立全国唯一的行业古籍保护中心，影印抢救濒危珍本、孤本中医古籍1640余种；整理发布《中国中医古籍总目》；遴选351种孤本收入《中医古籍孤本大全》影印出版；开展了海外中医古籍目录调研和孤本回归工作，收集了11个国家和2个地区137个图书馆的240余种书目，基本摸清流失海外的中医古籍现状，确定国内失传的中医药古籍共有220种，复制出版海外所藏中医药古籍133种。2010年，国家财政部、国家中医药管理局设立"中医药古籍保护与利用能力建设项目"，资助整理400余种中医药古籍，并着眼于加强中医药古籍保护和研究机构建设，培养中医古籍整理研究的后备人才，全面提高中医药古籍保护与利用能力。

在此，国家中医药管理局成立了中医药古籍保护和利用专家组和项目办公室，专家组负责项目指导、咨询、质量把关，项目办公室负责实施过程的统筹协调。专家组成员对古籍整理研究具有丰富的经验，有的专家从事古籍整理研究长达70余年，深知中医药古籍整理研究的重要性、艰巨性与复杂性，履行职责认真务实。专家组从书目确定、版本选择、点校、注释等各方面，为项目实施提供了强有力的专业指导。老一辈专家的学术水平和智慧，是项目成功的重要保证。项目承担单位山东中医药大学、南京中医药大学、上海中医药大学、福建中医药大学、浙江省中医药研究院、陕西省中医药研究院、河南省中医药研究院、辽宁中医药大学、成都中医药大学及所在省市中医药管理部门精心组织，充分发挥区域间互补协作的优势，并得到承担项目出版工作的中国中医药出版社大力配合，全面推进中医药古籍保护与利用网络体系的构建和人才队伍建设，使一批有志于中医学术传承与古籍整理工作的人才凝聚在一起，研究队伍日益壮大，研究水平不断提高。

本着"抢救、保护、发掘、利用"的理念，该项目重点选择近60年未曾出版的重要古医籍，综合考虑所选古籍的保护价值、学术价值和实用价值。400余种中医药古籍涵盖了医经、基础理论、诊法、伤寒金匮、温病、本草、方书、内科、外科、女科、儿科、伤科、眼科、咽喉口齿、针灸推拿、养生、医案医话医论、医史、临证综合等门类，跨越唐、宋、金元、明以迄清末。全部古籍均按照项目办公室组织完成的行业标准《中医古籍整理规范》及《中医药古籍整理细则》进行整理校注，绝大多数中医药古籍是第一次校注出版，一批孤本、稿本、抄本更是首次整理面世。对一些重要学术问题的研究成果，则集中收录于各书的"校注说明"或"校注后记"中。

"既出书又出人"是本项目追求的目标。近年来，中医药古籍整理工作形势严峻，老一辈逐渐退出，新一代普遍存在整理研究古籍的经验不足、专业思想不坚定等问题，使中医古籍整理面临人才流失严重、青黄不接的局面。通过本项目实施，搭建平台，完善机制，培养队伍，提升能力，经过近5年的建设，锻炼了一批优秀人才，老中青三代齐聚一堂，有效地稳定了研究队伍，为中医药古籍整理工作的开展和中医文化与学术的传承提供必备的知识和人才储备。

本项目的实施与《中国古医籍整理丛书》的出版，对于加强中医药古籍文献研究队伍建设、建立古籍研究平台，提高古籍整理水平均具有积极的推动作用，对弘扬我国优秀传统文化，推进中医药继承创新，进一步发挥中医药服务民众的养生保健与防病治病作用将产生深远影响。

第九届、第十届全国人大常委会副委员长许嘉璐先生，国家卫生计生委副主任、国家中医药管理局局长、中华中医药学会会长王国强先生，我国著名医史文献专家、中国中医科学院马继兴先生在百忙之中为丛书作序，我们深表敬意和感谢。

由于参与校注整理工作的人员较多，水平不一，诸多方面尚未臻完善，希望专家、读者不吝赐教。

国家中医药管理局中医药古籍保护与利用能力建设项目办公室
二〇一四年十二月

许 序

"中医"之名立，迄今不逾百年，所以冠以"中"字者，以别于"洋"与"西"也。慎思之，明辨之，斯名之出，无奈耳，或亦时人不甘泯没而特标其犹在之举也。

前此，祖传医术（今世方称为"学"）绵延数千载，救民无数；华夏屡遭时疫，皆仰之以度困厄。中华民族之未如印第安遭染殖民者所携疾病而族灭者，中医之功也。

医兴则国兴，国强则医强。百年运衰，岂但国土肢解，五千年文明亦不得全，非遭泯灭，即蒙冤扭曲。西方医学以其捷便速效，始则为传教之利器，继则以"科学"之冕畅行于中华。中医虽为内外所夹击，斥之为蒙昧，为伪医，然四亿同胞衣食不保，得获西医之益者甚寡，中医犹为人民之所赖。虽然，中国医学日益陵替，乃不可免，势使之然也。呜呼！覆巢之下安有完卵？

嗣后，国家新生，中医旋即得以重振，与西医并举，探寻结合之路。今也，中华诸多文化，自民俗、礼仪、工艺、戏曲、历史、文学，以至伦理、信仰，皆渐复起，中国医学之兴乃属必然。

迄今中医犹为国家医疗系统之辅，城市尤甚。何哉？盖一则西医赖声、光、电技术而于20世纪发展极速，中医则难见其进。二则国人惊羡西医之"立竿见影"，遂以为其事事胜于中医。然西医已自觉将入绝境：其若干医法正负效应相若，甚或负远逾于正；研究医理者，渐知人乃一整体，心、身非如中世纪所认定为二对立物，且人体亦非宇宙之中心，仅为其一小单位，与宇宙万象万物息息相关。认识至此，其已向中国医学之理念"靠拢"矣，虽彼未必知中国医学何如也。唯其不知中国医理何如，纯由其实践而有所悟，益以证中国之认识人体不为伪，亦不为玄虚。然国人知此趋向者，几人？

国医欲再现宋明清高峰，成国中主流医学，则一须继承，一须创新。继承则必深研原典，激清汰浊，复吸纳西医及我藏、蒙、维、回、苗、彝诸民族医术之精华；创新之道，在于今之科技，既用其器，亦参照其道，反思己之医理，审问之，笃行之，深化之，普及之，于普及中认知人体及环境古今之异，以建成当代国医理论。欲达于斯境，或需百年欤？予恐西医既已醒悟，若加力吸收中医精粹，促中医西医深度结合，形成21世纪之新医学，届时"制高点"将在何方？国人于此转折之机，能不忧虑而奋力乎？

予所谓深研之原典，非指一二习见之书、千古权威之作；就医界整体言之，所传所承自应为医籍之全部。盖后世名医所著，乃其秉诸前人所述，总结终生行医用药经验所得，自当已成今世、后世之要籍。

盛世修典，信然。盖典籍得修，方可言传言承。虽前此50余载已启医籍整理、出版之役，惜旋即中辍。阅20载再兴整理、出版之潮，世所罕见之要籍千余部陆续问世，洋洋大观。

今复有"中医药古籍保护与利用能力建设"之工程，集九省市专家，历经五载，董理出版自唐迄清医籍，都400余种，凡中医之基础医理、伤寒、温病及各科诊治、医案医话、推拿本草，俱涵盖之。

噫！璐既知此，能不胜其悦乎？汇集刻印医籍，自古有之，然孰与今世之盛且精也！自今而后，中国医家及患者，得览斯典，当于前人益敬而畏之矣。中华民族之屡经灾难而益蕃，乃至未来之永续，端赖之也，自今以往岂可不后出转精乎？典籍既蜂出矣，余则有望于来者。

谨序。

第九届、十届全国人大常委会副委员长

许嘉璐

二〇一四年冬

王 序

中医学是中华民族在长期生产生活实践中，在与疾病作斗争中逐步形成并不断丰富发展的医学科学，是中国古代科学的瑰宝，为中华民族的繁衍昌盛作出了巨大贡献，对世界文明进步产生了积极影响。时至今日，中医学作为我国医学的特色和重要医药卫生资源，与西医学相互补充、相互促进、协调发展，共同担负着维护和促进人民健康的任务，已成为我国医药卫生事业的重要特征和显著优势。

中医药古籍在存世的中华古籍中占有相当重要的比重，不仅是中医学术传承数千年最为重要的知识载体，也是中医为中华民族繁衍昌盛发挥重要作用的历史见证。中医药典籍不仅承载着中医的学术经验，而且蕴含着中华民族优秀的思想文化，凝聚着中华民族的聪明智慧，是祖先留给我们的宝贵物质财富和精神财富。加强对中医药古籍的保护与利用，既是中医学发展的需要，也是传承中华文化的迫切要求，更是历史赋予我们的责任。

2010 年，国家中医药管理局启动了中医药古籍保护与利用能力建设项目。这既是传承中医药的重要工程，也是弘扬优秀民族文化的重要举措，不仅能够全面推进中医药的有效继承和创新发展，为维护人民健康作出贡献，也能够彰显中华民族的璀璨文化，为实现中华民族伟大复兴的中国梦作出贡献。

相信这项工作一定能造福当今，嘉惠后世，福泽绵长。

国家卫生和计划生育委员会副主任

国家中医药管理局局长

中华中医药学会会长

王国强

二〇一四年十二月

王 序 二

马 序

　　新中国成立以来，党和国家高度重视中医药事业发展，重视古籍的保护、整理和研究工作。自 1958 年始，国务院先后成立了三届古籍整理出版规划小组，分别由齐燕铭、李一氓、匡亚明担任组长，主持制定了《整理和出版古籍十年规划（1962—1972）》《古籍整理出版规划（1982—1990）》《中国古籍整理出版十年规划和"八五"计划（1991—2000）》等，而第三次规划中医药古籍整理即纳入其中。1982 年 9 月，卫生部下发《1982—1990 年中医古籍整理出版规划》，1983 年 1 月，中医古籍整理出版办公室正式成立，保证了中医古籍整理出版规划的实施。2002 年 2 月，《国家古籍整理出版"十五"（2001—2005）重点规划》经新闻出版署和全国古籍整理出版规划领导小组批准，颁布实施。其后，又陆续制定了国家古籍整理出版"十一五"和"十二五"重点规划。国家财政多次立项支持中国中医科学院开展针对性中医药古籍抢救保护工作，文化部在中国中医科学院图书馆专门设立全国唯一的行业古籍保护中心，国家先后投入中医药古籍保护专项经费超过 3000 万元，影印抢救濒危珍、善、孤本中医古籍 1640 余种，开展了海外中医古籍目录调研和孤本回归工作。2010 年，国家财政部、国家中医药管理局安排国家公共卫生专项资金，设立了"中医药古籍保护与利用能力建设项目"，这是继 1982～1986 年第一批、第二批重要中医药古籍整理之后的又一次大规模古籍整理工程，重点整理新中国成立后未曾出版的重要古籍，目标是形成并普及规范的通行本、传世本。

为保证项目的顺利实施，项目组特别成立了专家组，承担咨询和技术指导，以及古籍出版之前的审定工作。专家组中的许多成员虽逾古稀之年，但老骥伏枥，孜孜不倦，不仅对项目进行宏观指导和质量把关，更重要的是通过古籍整理，以老带新，言传身教，培养一批中医药古籍整理研究的后备人才，促进了中医药古籍保护和研究机构建设，全面提升了我国中医药古籍保护与利用能力。

作为项目组顾问之一，我深感中医药古籍保护、抢救与整理工作的重要性和紧迫性，也深知传承中医药古籍整理经验任重而道远。令人欣慰的是，在项目实施过程中，我看到了老中青三代的紧密衔接，看到了大家的坚持和努力，看到了年轻一代的成长。相信中医药古籍整理工作的将来会越来越好，中医药学的发展会越来越好。

欣喜之余，以是为序。

中国中医科学院研究员

马继兴

二〇一四年十二月

校注说明

张廷桂（1814—1875），字子香，一字子襄，号山人。清代医家，原古徽（今安徽）人氏，曾避乱江西，迁居海州新安（今江苏省连云港市灌云县），遁世修道，精于医。曾著《舌图辨证》一卷，刊行于 1877 年，毁于战火，后世不传。《眼科要旨》三卷，成书于清光绪元年（1875），同年由嘉平圆复道人张檠整理刊印传世。

《眼科要旨》属于中医眼科学专著，版本系统单一，上海图书馆和山东中医药大学图书馆有藏。本次整理以上海图书馆藏光绪元年刻本为底本，参校本主要为《审视瑶函》（醉耕堂本）、《原机启微》（薛氏医案本）。本次整理充分尊重原书的结构体例、内容特色和学术思想。

具体校注原则如下：

1. 原书为繁体字竖排，今改为简体字横排，加以现代标点。

2. 凡文中表示文字方位的"右"字统一改为"上"。

3. 对难字、僻字加以注音、注释。注音采取拼音和直音结合的方式；如无浅显的同音汉字，则只标拼音。

4. 原书中脱文，或漫漶不清、难以辨认者，一律以虚阙号"□"按所脱字数补入，不出校。

5. 原书中的异体字、古字、俗字，径改，不出校。

6. 形近致误者，一律径改，不出校。如"眼脸"改作"眼睑"，"椀"改作"碗"，"礶"改作"罐"，"涂帖"改作"涂贴"等。

7. 原书中药名用俗字者，依据现通行用字径改，不出校。如"白芨"改作"白及"，"防丰"改作"防风"，"射香"改作"麝香"，"石羔"改作"石膏"，"枝子"改作"栀子"，"山查"改作"山楂"，"蝉脱""蝉退"改作"蝉蜕"，"蛇脱"改作"蛇蜕"，"青箱"改作"青葙"，"梹榔"改作"槟榔"等。

8. 通假字一律保留，并于首见处出校记说明。

9. 原书封面在书名"眼科要旨"的右上侧题有"济世"二小字，在其左下侧题有"寄隐轩藏"四字并钤印一枚，封二题"光绪元年嘉平圆复道人初刊"；原书每卷题前有"眼科要旨"四字，并题"古徽张廷桂子襄氏著"，此次整理一并删去。

10. 目录标题缺失者，据正文增补，如"卷之上""卷之中""卷之下""瞳仁散大病"等；目录同正文有出入者，以正文为准（个别字词除外），如卷之下"治倒睫烂弦"改作"眼睑红病"等。不再单独出校。

11. 书中载有"符咒"等内容，为保持古籍原貌，予以保留。

12. 原书中的眉批，改以另体小字排版，前加"［批］"，置于正文相应处。

自序

人生百体，为①眼为重，谚云：有则天堂，无则地狱。治眼法焉可不讲？古之详眼科者，思邈孙真人有《银海精微》，之才李博士有《眼方琐言》②。吾本此二书，采其奥旨，参其遗漏，撮其大略，辨其虚实，增其妙意，减其繁文，述为"眼科"一③书。钞本传世，年远时湮，遗亡罣误④，秘藏家不解焉。北平张太守寻稿缮写，将付枣梨⑤，设沙笺⑥订证，我一一参订。凡书中辨症处，在医士神而明之，勿为胶柱鼓瑟也；书内方帖，亦在临症时活脱从事，勿为刻舟求剑也。若后有谓吾言为是者，不独眼科，即方脉皆同。"要旨"二字，张太守题签，颇合山人意。

光绪元年七月下浣子襄氏撰于江北之海州龙沟水神寺行坛

---

① 为：据上下文义，当作"唯"。
② 眼方琐言：作者及书名资料不详，待考。
③ 一：底本似"二"，据版式及文义，当为"一"。
④ 遗亡罣（guà 挂）误：书稿因亡佚散失而出现毁损。
⑤ 枣梨：古时习用枣木、梨木为雕版材料，后用"枣梨"代指刊印书籍，亦作"梨枣"。
⑥ 沙笺：即朱砂笺。用朱笔在原文中进行批注。

医案上仙张山人传

范文正公曰：不为良相，便为良医。诚以宰相有救世之心，医家有治人之术，为之易，为良难也。良相与良医无二道，仁而已，义以行仁而已。若礼智信忠孝廉耻，皆包乎仁内。但观古今岐黄，外大家丛出，而眼科似略，故病不起者多。惟清故山人张氏，名廷桂，字子香，一字子襄，本古徽人，原避乱江西，后遁海州之新安，以道家终。集内著江西，本讳也；传著古徽，不忘本也。在昔修道时，结茅泰山宫遗址，后酬资不受，积功德作香火田，占地作壮寺焉，故清初时人每感焉。自徒众投汤药，误失玄丹①而地仙②仅成。或曰：忠而忘亲非孝，故不仙。然忠孝难两全，况山人有昆弟绩嗣③，何拘拘论？试观偕隐之饶子，显官古徽，今得与山人墓碑传、遗像传、医书传，医案以仙传，签方④以缘传，同山人万一不能，吾于山人无憾焉。山人身前著有《眼科要旨》并《舌图辨证》二书，今《舌图》无从构想，因兵燹⑤失；《眼科》一书，吾多方购⑥得，愿付梨枣以传世。世人以后精心此术，眼疾少，瞽⑦更稀矣。若范文正公云，为良相，吾无才而梗，年近老，久不言仕境；若

---

① 玄丹：道教指心之元神。

② 地仙：道教指住在人间的仙人。

③ 绩嗣：传宗接代。

④ 签方：签，寺庙中用于求仙问卜的器具。签方，刻于签上的处方，用于求签治病。

⑤ 兵燹（xiǎn 显）：战争导致的灾难。

⑥ 购：原作"搆"，据文义改。

⑦ 瞽（gǔ 古）：盲。

良医，吾目稍昏，读书不易，故刊此《眼科要旨》以救世活人。述山人梗概，为小传云。

圆复道人张槃谨撰

眼图

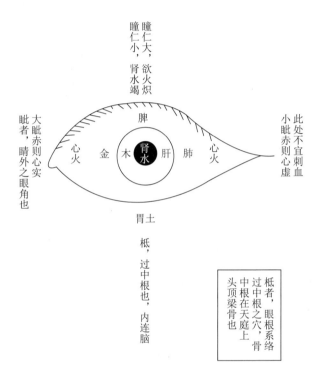

瞳仁大，欲火炽
瞳仁小，肾水竭

此处不宜刺血
小眦赤则心虚

大眦赤则心实
眦者，睛外之眼角也

脾

心火　金　木　肾水　肝　肺　心火

胃土

柢，过中根也，内连脑

柢者，眼根系络
过中根之穴，骨
中根在天庭上
头顶梁骨也

心：火脏，两眼角属火，火生土，为血轮，神明之主也。

肝：木脏，黑珠属木，木生火，为风轮。

脾：土脏，上下皮属土，土生金，为肉轮。

胃：脾之腑也。

肾：水脏，瞳仁属水，水生木，为水轮，五脏之一也。

肺：金脏，白珠属金，金生水，为气轮。

再，书内方帖，未注等分，须临症诊视轻重，酌用之。

目 录

卷之上

详目源论

夫人身鉴察之官为目，最灵最贵，乃五脏之精华也。瞳仁①属木，开窍属肝，黑珠属血，其白属肺，其角属心，其上下属脾胃。动则为阳，静则为阴，总而言之，不外乎气血而已。盖气血盛则明，气血衰则暗。故治法不论老少、风热诸症，当先获本，后治其标。大抵眼热之类有四：有虚热，有实热，有血热，有气热②。虚热者，病后失于保守，或房事过伤，虚耗元气，相火上炎，熏灼脾胃，以致眼涩羞明，赤而不肿，须用四物，兼除胃热、治相火，其目痊矣；实热者，其人秉③受气厚④，或饮酒过多，或怒气上逆，其目涩痛，赤肿难开，此以泻心凉血为主；血热者，或作劳动火，或阴气不营，目常干痛，赤而无眵，音鸥，目汁凝也。壮水清热，其大较⑤也；气热者，天行时气也，多发于三伏秋后，感天地邪热之气，或暴红肿赤，如火刺痛，热泪交流，先用伐邪之剂，次养血以和之。

---

① 瞳仁：即瞳孔。
② 热：原脱，据文义补。
③ 秉：通"禀"。
④ 厚：原作"原"，据文义改。
⑤ 大较：大法。

有一等迎风泪出，坐起昏花，多缘患目时误用散血之药与刺血之法，或愈后不谨，行房太早，失于调养，以致有此，当用大补气血为主。凡风粟多者，因脾胃火盛，日久不愈，郁结而生，外用点刺之法，内用散血除热之药，生血和血，目当自愈。若割去又长，割之不已，眼斯病矣。

风弦赤烂，乃是脾经湿热生风，热泪不干之过，当用祛风散湿之剂，外用赤石脂涂法。如胬肉侵睛，明是劳伤心肝二经所致，法当泻心火，退肝火，点洗夹攻，亦可摘去。

外障翳膜，较胬尤深，乃是肝肾不足、气血停滞而生，或因苦寒之药点之，气滞血凝，聚而不散，当用活血流气之药，洗肝散主之。

内障之症，其故难测，多是酒色之弊。用心过度则神散，怒气上冲则神掩。风毒入脑而不疼不痛，空炎神脱而目暗目盲①。毒火上冲而脑脂凝结，血竭于上而瞳仁缩小。务在调气血，补养为先，慎勿恣意表散，轻用寒凉。

惟血灌瞳仁，赤目侵睛，心火炽盛，实积于中，泻心益肝为主。

又拳毛倒睫音接，目旁毛也，插于眼眶而相接也，多是脾伤，肉轮弛张，内急外舒，所以倒也。风寒燥火，皆能涩血，血②不流动，故致内急。法当补脾生血，以膏贴少收

---

① 目暗目盲：原作"日暗日盲"，据文义改。
② 血：原作"之"，据文义改。

之则愈。若越摘则越生，盲不见物，光只向上，此则肾水枯竭，精气耗散，不可治矣。其中真水混浊，明目丸养其精血，清其肝气，是一百中求一也。

故即风热之症，如颈项眩痛，肿赤涩痛，热泪浸淫，心烦面赤，亦当以补血除烦为主，去风伐邪为佐，泻火破气为使，勿专事苦寒一途，其庶几可矣。

眼　科　论

夫眼之受病，其原起于五脏之失，亦有外感而然。上古列为医之十三科，以其无系生死，所以著书分晰，遂各负秘传。五轮八廓、七十二症之条，纷然出矣。然治法不过风热、血少、肾虚、肝火、神劳数端主之。近时点法、刀割，未必万全，故内外之间，切须研审。且如虫冲物撞，火熏飞丝，外之所致，纵有煎丸，缓不济事①，即非点洗，驯②至大害矣。或有方隅干犯，鬼痘天刑，不速驱除，渐久成癖，偏执不信，遂至丧明。又如欲火、怒气、瘀血、滞痰、纵顾、［批］纵顾者，放纵顾盼，欲焰上迫，出《内经》。食积、湿郁、热内之所致，若焉治？点洗则寒凉郁其火，酸收滞其气，隔靴搔痒，非徒无益，而又害之。

大抵病生于外，则有余者多，不足者少；病生于内，则有余者少，不足者多。攻补一差，毫厘千里。今人补法只补肾耳，然肾虚则寒伤精血，肾实则温中。命门，相火

---

① 济事：原作“急事”，据文义改。
② 驯：逐渐。

藏焉，得心火而旺，亦得心火而制。补者，补母之金；泻者，泻子之木。肝肾之间，当分补泻。盖欲火炽则肾水枯，阴水浊则神光散。青盲之症，实起于此。间有脑髓侵睛，金针拨动，古之良法也。瞳仁绿，亦难为功，纵有补法，亦虚谬耳。至于头风害眼，世之医者始以真热①治其头，终以寒凉治其目。不知风未息而血已蒙其血，表不密而毒愈乘其虚。甚至百日之间，非痒非痛，非实非虚，良可深惜。自非内寻五脏，外循经络，神施针艾，何以得济？若此者，一毫风药亦必禁投，恐开门延寇也。惟活血清痰、养阴顺气而已，当用贝母、红花、橘红、丹参之类，不得已而以薄荷、槟榔、木香、牛膝、苡仁以下之。又如外实起此，必有余之故。脾则楂、曲，肺则枳壳、桑皮，肾则瞿麦、车前，心则黄连、灯草，肝则芍药、柴胡，气则缩砂、豆蔻，血则红花、丹皮，风则紫苏、独活，火则犀角、元参。盖神光水所养也，水者，阴血也。五脏清则血清，水清则神光明，自然之理。譬之水阴处则清，阳中则浊。目之开窍处，五脏之所透露处也，最怕风沙日色，惟水之凝结者不畏。假如发散久，内热盛，瞳子散大，光不收矣；补敛久，内沉滞，瞳子细陷，神光不散矣。五味最收神，独活能散神。太过则浊，不及则清。肾枯劳怯，则昏蒙不见。所以清而洁者难治，垢而污者易医。用得刀针者，可为；无处着刀针者，不易为也。

盲人色欲重，瞎人性必凶，凡有余不足可知矣。药具

① 真热：原作"蒸热"，据文义改。

本草之中，医在人心之巧。硇砂升炼效速，而神先损；针挑刀割手妙，而根不除。虚心访道，据理推详，眼科虽小技乎，亦医中之先品也。

治法真铨①

治眼虽有七十二症之名，实不外乎虚实而已。故暴病为实，久痛为虚；痛而不能开者为实，能开者为虚；不可按者为实，可按者为虚。实则泻其火，虚则和其气，皆以生血养血用平其中。凡泻火不使损其胃，不使空其源，斯为用药之良矣。彼大热久服，大寒久行，单行单治，非医也。治眼大纲，不过补泻。外点剥养，一切手法，小技戋戋②，曷足计乎？故善治者理其内，不善治者攻其外。治内者治其本也，攻外者治其标也。治标之法，必须不得已而用之。如翳膜成形，年深日久，内不能攻，然后外点，以去其污垢，以养神光。相须而用，亦不可少。若初起翳障，只宜服药散之。若骤用点洗，必致伤睛损神矣。熏洗之法，则又近之。盖或洗或熏，皆能通窍，熏则寒散，洗则热散。若疼痛难开，目眵凝结，虽日熏洗，亦自无害。开而少眵，即使已焉。治法多端，难执一见。与其好用峻药，以求侥幸，不如简易求安静，缓缓治之。又有善刀针者，刺血割筋，眼前宽舒，日后复长③，又去又长，遂成疣痔，必不可用。至于硇砂、信等之药，毒害入神，昏烂

---

① 铨：当作“诠”。
② 戋（jiān尖）戋：微不足道。
③ 长：原作“胀”，据文义改。

不息，尤所当戒。故败血过多，则生青黄，障膜之起，实在寒热太过，人自不宽耳。生星者热闭不出，生斑者火毒上攻。痘疹之时，切忌点药；伤寒之后，决宜补中。苟能于汗、吐、下、温、清、补诸法善施之，于眼科妙亦无穷矣。

眼科用药

木贼为消翳之药，大能发表，宜与蒺藜为佐，不得为君；谷精有明目之能，可疗头风，当与菊花同功，亦能退翳。

肝火盛者，赤芍、龙胆兼行；肺火多者，枯芩、桑皮相使。柴胡、黄连能除心热，若凉血之秘，不如犀角、元参。

山栀、石膏，堪涤胃烦。若顺气之玄，何似缩砂、莱菔？

痛而夜盛者，急用夏枯；肿而难消者，必加神曲。

甘、桔、荆、防治时热，前胡、蝉蜕可祛风。

芎、归、芍药，补血之方；参、术、蕤、芪，补养之剂。

除烦去燥，生苄音户，地黄也、麦门；散热消疼，升麻、芍药。

血灌瞳仁，何惧大黄？

赤脉贯睛者①，当须苏木。

---

① 者：疑衍。

黑睛突出，枳壳槟黄；急寒症乌珠陷下，升麻芪术为君。风毒入脑，葛根、白芷；微风微赤，秦艽、蔓荆。山楂、神曲，因乎脾热能食者尤佳；赤芍、青皮，起于肝热善怒者亦妙。

五味收瞳仁之散大，苁蓉暖血分之虚寒。

消赤障，须用泽兰；若白翳，则菊花有力。

治泪淫，暂须辛、活；若风烂，则蕤、术居多。

肾虚须寻六味，内障多是房劳。杜、牛、杞、味，任尔增加；知、柏、芩、连，慎无浪用。地骨皮亦凉肾家之火，石菖蒲可开心孔之痰。此皆用药之心传，真眼科之秘法。

看眼心诀

目疾虽有多端，不脱风热二字。风热当分虚实，不外补泻二途。补不必用参、术以助其火，惟清和滋润为主；泻不必芒硝、龙胆以凝其血，惟发散消除为妥。今人治目，往往不大补即大寒，以致害人者多矣。主血者心，脾统血，肝藏血，血得温①则行，得寒则凝，凝则害目生翳。业是术者，不可不知。故观人目者，观人老少肥弱之分，少而肥者易治，老而弱者难痊。易治者用药平和，难痊者用药滋补。故红缠瞳仁，凹凸者不治，青红绿白者不治，纯黑而无光者不治，睛不□而光不健者不治，此皆老人血衰之症也。翳膜，上生下者谓之垂帘，下生上者谓之堆

---

① 温：原作"活"，据文义改。

云，或有障如半月之状者，俱难治之。若睛不损，不分星之多少，翳之厚薄，急宜用药也。又一脏受病者易治，若五脏受病，则一水不能胜五火，必静养调摄，庶几有效。如纵乎酒色者，则不必与治矣。

凡人初患眼，未经服药者，泻火清风，俱可捷治；如已经服药，经月不愈者，滋其肾水，清其肝火，以调治之。

病有外感，有内因。外感者，风寒暑湿燥火，此六气也，患此者，红赤肿痛，其势虽急而易治；内因者，喜怒忧思悲恐惊，此七情也，患此者，不肿不痛，白珠淡红，羞明怕日，视物昏花，其势虽缓而难治。

又有一等，不外感，不内因，饮食不节，饥饱劳役所致，法当调理脾胃为主。必先看其何脏势重，重者先用药以专治之，其余则不治而愈。若方药乱投，则失先后轻重之法，难以取效矣。又曰：火发肝脾肺者易治，发心肾者难治。

按：翳怕光滑，星怕发于瞳仁，纵翳膜轻薄，星与细小，必兼点药也。火眼有数等不同，有风热之火，有七情劳欲饥饱之火，有湿热之火。风热者，红赤肿痛，当散热祛风；湿①热者，是气禀壮厚，多食膏粱，白珠火贯，眵泪交流，当清利除热。七情劳欲饥饱者，白珠淡红色，经月不痊，当滋肾水、益下源可也。

目珠红痛，因火使然。其有不红不痛，而目珠不明

---

① 湿：原作"淫"，据文义改。

者，气郁之甚也。或有患目时，多服寒剂，其火郁遏不散，故有此症。喜酒者亦有此病，好色更有甚焉。

按：男多害于左目，女多害于右目，此阴阳气血不同故也。其中或有左右无常者，邪热所迫故耳。偏正头风又不同也。

按：目病宜滋肾水，何也？目以肝为主，肝开窍于目，目得血而能视。若滋肾水，则水生木，木生火，火生土，土生金，金又能生水，生生不息，其益无穷。若肾水亏欠，则水不能生木，木不能生火，火不能生土，土不能生金，金不能生水，肝血亏欠，而火旺矣，其害可胜言哉？

按：人之七情、五味不可太过。太忧则伤心，太怒则伤肝，思虑劳役太过则伤脾，太悲则伤肺，太恐则伤肾，是七情不宜偏胜也；太苦则伤心，太酸则伤肝，太甘则伤脾，太辛则伤肺，太咸则伤肾，是五味不宜偏胜也。

按：人之气血筋骨肉，各有所禁。咸走血，血病无多食咸；辛走气，气病无多食辛；酸走筋，筋病无多食酸；苦走骨，骨病无多食苦；甘走脾①，脾病无多食甘。

治眼心法

治眼毋投寒剂，固有要法，又当审其致病之源以治之。如贪酒者徐徐戒其酒，好色者缓缓远其色，暴怒者排

---

① 脾：按全句体例，当作"肉"。

遣以绝其暴怒，否则难治。

凡翳膜未净，切不可用刀割，目得血而能治，刀割则伤血。亦不可用火灸，翳膜生自肝火，今又以火攻之，是以火济火，岂是良法？惟服药于先，点药于后，则其病渐退矣。

按：点眼药法，以午后点起。盖人身阴阳与天地同，子后一阳生，午后一阴生，上半日正阳升之际，火亦升焉，若点眼犯之，其势难遏，午后属阴，方可点药。点时要静坐，久闭为妙，不可妄想多言。凡害目之人，宜戒食大蒜、胡椒、炙煿、音爆，火烈也。熏熬等助火之物，于酒色尤宜忌之。

按：人有五脏六腑，图有五轮八廓。今独发明五轮配入五脏，曰大小眦属心，血之精为血轮，属火；黑珠属肝，筋之精为风轮，属木；上下睑属脾胃，肉之精为肉轮，属土；白珠属肺，气之精为气轮，属金；瞳仁属肾，骨之精为水轮，属水。

五行受病

两眼红丝如线，穿入白眼者，乃火克金也，须用黄连、柴胡、菊花泻其心火，肺金得其平；白珠红赤，贯入黑睛者，乃金克木也，须黄芩、桑皮、枳壳泻其肺金，肝木自得其平；黑珠突出，胀肿而痛者，乃木克土也，须用生地、龙胆、赤芍泻其肝木，脾土自得其平；两胞肿胀黑陷而难开者，土克水也，用山楂、神曲、谷芽泻其脾土，肾水自得其平。先治其标，然后各从其虚而补之。如肾虚，枸杞、地黄之属；脾虚，茯苓、白术之属；肝虚，归身、酸枣之属，此万古不易之法也。至如止泪，辛、防、苍术；去翳，山楂、蒺藜；去昏，川椒、熟地；解毒，犀角、升麻；治盲，青葙、蔔子①；祛风，甘菊、薄荷；赤痛，独活、白蔻、车前子。依此而行，无不利矣。

五轮主治

两眦属心，为血轮。喜怒忧思七情过而动其火，赤脉内侵，浮翳昏涩，瘀血灌于瞳子，胬肉攀于乌睛，大眦传左，小眦传右，洗心凉血可也。

白睛属肺，为气轮。冒露凌霜，风寒相犯，表邪不解，昏痛泪眵，若白膜侵睛，名为气障。无故白睛忽肿者，必因食毒物而然。黄发于内，重而苍者，为脾家之湿热；黄见于外，淡而枯者，为肝经之受伤，顺气疏风，解毒利湿，随症主之。

黑睛属肝，为风轮。恼怒劳伤，则生昏暗，或养肝，或伐肝。若头疼有泪，散风可也。

瞳仁属肾，为水轮。房劳惊恐，肾气受伤，冷泪交流，赤花满眼，或见蝇飞，或见星散，乌绿肉障，涩痒羞明，法惟补肾为主。

上下胞属脾胃，为肉轮。多餐辛辣，过食醉饱，以致

---

① 蔔子：莱菔子。

血壅风集，胞弦①赤肿，昏沉蒙昧，眵泪盈眸，风粟纠缠，拳毛倒睫，疏风泻脾药斯当矣。拳毛倒睫，亦有脾虚者。

心热血灌瞳仁，脾热时时疼痛，胃热多生眵膜，肝热胬肉侵睛，肾热睛瞳疼痛，肺热上下弦红，膀胱热则倒睫，大肠热则膜赤。

肝冷，冷泪时流；肾冷，瞳仁大小；脾冷，闭目不开；肺冷，睛气光滢；胃冷，视物不明；膀胱冷则昏暗；大肠冷则昏沉。

症 法 相 参

瞳子散大，此真肾水、欲火也，宜清热凉血，以收肾家耗散之精。久亏则为痰隔，神光不能复矣，青盲无疗即此耳。宜真犀尖为君，五味酸收为臣，骨皮、天门、泽泻为佐。若久病昏暗，以熟地、当归、枸杞为君，玄参、升麻为臣，薄荷、甘菊为佐。如不大 [批] 不大，谓之无根浮虚上焦之火，出《银海精微》。之火蒙于外，真水涸于内，是又在壮水之主，以镇阳光，益火之源，以消阴翳。非精轩岐者，不能造其精微也。

暴发毒肿，防风、升麻、柴、芩、栀子、甘、桔之类。大实者，枳壳、槟榔、黄柏。睛红甚者，砂仁、白蔻矣。

肥人风热上壅，必大疏通、大开豁方佳。如瘦人，毕竟血少火多，须当归、丹皮、元参、丹参、菊花、芍药等

---

① 弦：原作"眩"，据文义改。

药，最忌多用寒凉，太过使气血凝滞。若血凝黑肿者，以豆浆调酒药末，敷涂眼眶即散。

大人、小儿肿眼不开，以苎根捣烂，加大黄末贴足心，行二三次，其肿即开。

粉瘤症，目上纲①内所生，若目睛不能视物，可令俯卧，束其腑②音行，胫峏③也，刺委中穴出血，又以手擂其目，瘤上刺之。

胞痔，因血壅生翳。以草擦血，愈擦愈壅，湿热蹲④躇，内之脾火不泄，外之攻击日久，所以内皆生痔，中有血筋，割之不尽，摸擦睛珠，放手以刀割净方可。

蚬音岘，虫名小蛤肉，在下掩之中，血热凝久而生，形如鸡冠，刀不能加，灵药点消。

击珠，乃急胀欲出，此必久病，药攻于内，火熏于外，此名目环，以满盏水银掩眼可止；甚有垂丝数寸者，急以生绤⑤挽其肾，轻轻破开，研五味于中收之，［批］绤者，生丝棉，系其肾，先以五味炒研，纳于棉口内，下口不通，上染药气则收矣，出《眼方琐言》。渐渐上去。

忽盲，痰逆所致，须用顺气。亦由内感毒物而然，不病不觉，鬼症中风也。目无病而忽不见者有三：曰孤阴，曰寡阳，曰神离，乃渣塞关格之症。孤阴中色欲，寡阳中

---

① 目上纲：上眼睑。
② 腑（héng横）：膝以下足胫部分。
③ 胫峏（duān端）：足胫骨端。峏，同"端"。
④ 蹲：聚也，居也。
⑤ 绤：细葛布。

积怒，神离中忧惊。

羞明，两目紧闭不开。若向暗处开者，谓之羞明。暗处亦不开者，此是脾家风症，小儿痘后甚多。大人则肝虚而火邪侵之，小儿则气血不足，当大补脾为主。

倒神，倾跌而得之也，古人亦以倾跌治之。吕复中治眼中视物倒植，由酒后大吐，上焦反覆，倒其脾腑，法当复吐以正其胆。

红珠眼，妇人多有之。上下睑赤如凝朱，不痛不痒，经月不散，百药不效。或血随火上，或经闭不行，惟通经散血为主。

白珠眼，直上而能视，必经痛苦头疼，五脏中血气受损。古方无治法，大要降气安神为主，金石镇坠法亦堪行。

丹胞浮闭，血瘀兼水化也。切不可用凉物熨之，以热砖包新青布熨四围，肿痛渐消。

热泪眼，风淫也。以上硝泡滚汤，青布浸蘸①沐洗，坐无风处，口漱新水。若冷泪，亦当忌风。用此汤洗，切不可用茶洗茶贴，戒之。

头风并眼胞肿胀，最忌用围药涂贴。眼被围，则血凝成障，内损神光，身心当戒。然有风必发火，非上攻不散，不得已用水银四两，轻粉六钱，铜青二两四钱，牙皂末二钱八分，黄连末一钱二分，甘石四钱，广胶八钱，制法别具。

---

① 蘸：原作"醮"，据文义改。

头风害眼，久而不愈，尽由羌活、防风、芎、芷疏散太过之故。卫气已虚，其神光何所获而存也？譬诸风冽则天气燥、万物枯，风和则神气爽、万景霄。风淫水胜，用土茯苓解肝木，佐以赤芍、柴、升，使以人参、黄芪、甘草。

头为诸阳之会，诸穴所聚，不宜上攻。抑且目丝①连脑，脑由为热蒸，必入眼。头风眼本一途，清上、治下则二道，即以光明膏贴之亦可矣。震惊内障，眼珠突露，热入毒冲，较之石击刀伤不同。肝胆心虚，定心补肝为主，枣仁、辰砂之属。

雀目一症，俗谓之鸡盲，晚则不见，至晓复明，此肝虚之候。虞惟德曰：晚暗晓明者，木生于亥，旺于卯，而绝于申，至酉戌之时，木气甚衰，故暗；遇亥始生，至日出于卯之地，木气稍盛，而目复明矣。或言人之肝若有虞，必遇寅申二年，火炎于上，木郁于下而成病，则是矣。非此二年，岂绝无雀目耶？人有日间昏暗，至夕而明者，乃阳火上升而旺于阳分也，夜则阴血得令，而虚火少息。老者多有之，孤阳飞越之象。

暴赤瞳眼羞明者，虽属热②血热，然有服凉药过多，坏脾胃气。盖脾为诸阴之首，目为血脉之宗，凉剂伤脾凝血，则不能注睛明目，而痛肿愈甚，须以辛散之药解之。又抑郁不得志之人，多发眼疾，此暗怒伤气，肝中郁火，

---

① 丝：疑为"系"之误。
② 热：疑衍。

不可纯用凉药补药，又不可徒用风热，必开郁顺气，用贝母、苏梗之属。若服凉药补药，郁火何时得开？士人患此，必下第落考之时；妇人患此，必怀人思故之日。医者按方施治而不推其本，所以久而无成功，直至患者灰心平气，始豁然开朗。亦有终不如前之精明者，暴暗暴昧，不痛不涩，责其无水，可用滋阴大补之药，不可加川芎、蔓荆之类，恐复辛散其上焦之血也。川芎最治目肿，极能使目无光、眼不见，必五脏中清气不升而下陷。赤痛者，必毒火淫行，水上升，火必降。医家逐套，非大凉大热，必大补大泻，岁月淹缠，治之不清也。条品药味，当升提即升提，当降下即降下，泻中补，补中泻，随其经络佐使，无有不效。故升、柴、槟、枳之类，用之得当，即为仙人。

小儿七八岁以上，十四五岁以下，忽然不见，谓之蝇盲，感毒之所致也。有等日则明，夜则暗，俗称鸡盲，此则无故而盲不见。小儿无色欲伤肾，又无盛怒伤肝，何由得此？盖遇鸟兽草木毒风入脑，鱼鳖鸡犬食毒入肝。治以解毒消痰为主，若补肝凉血，必成痼疾矣。牛黄妙品。

辨点眼论

今之患者求医，不论医之贤愚；医之治眼，不问人之虚实，彻与一点药者，亦乐其便而利害勿顾也。点药无出炉甘、连、冰之类，骤然虽效，光损实多，方上诸医咸此术焉。殊不知①即血热，障即气滞。有初起即障者，碍碍

① 殊不知：此下疑有阙文。

然涩气也；起即红者，焰焰然眵血也。点以寒则血凝气滞，冰、连岂可施于初发者耶？大抵障以肝火为多，赤以时气为多，平肝清火，发散为先，未可就与点药，点而愈者亦有之，瞎者岂无尽也？

卷之中

外　障

经云：目痛，赤脉从上下者，太阳病；从下上者，阳明病；从外走内者，少阳病。凡赤目①翳初从上而下者，属太阳，以其主表，其病必连眉棱骨痛，或脑顶痛，或半边头肿痛是也。治宜温之散之，如《简要》夏枯草散、东垣选奇汤是也。

《简要》夏枯草散　治目珠疼，至夜即痛甚者，或用苦寒药点上，反痛甚者，亦神效。盖目珠连木属肝，厥阴经也。凡夜则痛甚，及点苦寒药益甚者，夜与寒皆属阴也。丹溪谓：夏枯草禀纯阳之气，故治厥阴如神，以阳治阴也。又治眉棱骨痛，目翳从上下者，累效。治翳必以退云丸相兼服尤佳。

夏枯草　香附各二两　甘草四钱

为末，每服钱五，清茶调服，下咽则痛减，至四五服良愈矣。

又方：

香附一钱　夏枯草五钱

为末，清茶调服。

东垣选奇汤　治眉棱骨痛、翳从上下者妙。

---

① 赤目：《审视瑶函·外障》作"赤脉"。

防风　甘草夏月生用　羌活各三钱　酒炒黄芩一钱，冬月不用。如能食，乃热痛，加之

分作三服，食后稍热，徐徐饮之。

东垣神仙退云丸　治内外一切翳障、昏无睛者，累效。又治翳外眦入内者，此为少阳半表半里也，宜和解之。此方神妙。

川芎　当归　木贼去节，童便浸一宿，焙干。各一两二钱　犀角酒洗　枳壳　蝉蜕　川楝　甘菊　瓜蒌生　薄荷不见火。各六钱　蛇蜕　密蒙　荆芥穗此三味各二钱，同甘草焙干，拣去甘草不用　生地酒洗，焙干　羌活　地骨皮　白蒺藜炒去刺。各一钱

上为细末，炼蜜为丸，每一两重分作十丸，米泔汤调服，日进二三丸，俱食后服。妇人用当归汤化下，有气者广木香汤化下。

羊胆丸　治目翳从下而上者、从内眦出外者神效，又补胆气虚。

黄连一两五钱　羯羊胆一具，新瓦上焙干，胆大用一半　甘菊　羌活　细辛　柏子仁　官桂　五味子　白术各五钱

蜜丸，空心服，白汤下二钱。

补肝散　治肝虚目睛疼，冷泪不止，脉筋痛，羞明怕日。前夏枯草散去甘草。

又目珠疼，连眉棱骨痛，并头半边肿痛，过夜则肿，用黄连膏点反大痛，灸厥阴、少阳①则痛随止，半月②又作

---

① 少阳：《审视瑶函·医案》作"少阴"。
② 半月：《审视瑶函·医案》作"半日"。

又止者月余，遂以夏枯草二两，甘草四钱，香附二两，为末，每服一钱五分，清茶调服，则疼止大半，至四五日全愈。

一人六十，目珠连眉棱骨疼痛，至夜则甚，用苦寒剂点亦甚。前症皆同，但有白翳，翳点在黑珠睛及外眦，亦用此药随愈。东垣选奇汤，又加四物、黄连煎服，并灸少阳而愈。

决明子散　治风热上攻，眼目肿疼，或胬肉翳膜，或涩或痛，或痒多泪。

草决明一钱　羌活八分　蔓荆一钱　木贼一钱　白菊八分赤芍一钱　石膏八分　黄芩一钱　川芎六分　甘草三分

食后服。

外障翳膜遮睛

炉甘石一两，煅红，童便淬七次，研末　川楝子　薄荷各一两，煎汁滤净

甘石末澄清，出水晒干，每三钱加硼砂、辰砂各五钱，冰片一分半。上星翳障，加琥珀三分，珠子三分，蕤仁（去壳，去油，研一分，研至无声听用）。

时行赤眼上星翳障

龙胆草　防风君　荆芥　薄荷　白芍　当归臣　羌活地黄　蔓荆子　白蒺藜佐　白芷　山栀使　甘草　桔梗

水煎去渣，入朴硝一钱五分，韭菜根捣，同洗即愈，亦可服。

内　障

内障者，在睛里昏暗，与无病人相似，惟瞳仁里隐隐

有青白者，无青白色者亦有之。人卒然无精光者，阳气太虚也。

丹溪治一人，目忽不见，他无所苦，起居饮食如故，此大①虚也，急煎人参膏与之服，二日目方见。

一人平生好饮热酒，目忽瞑，脉涩，此因热酒伤胃，血在其中而然也。遂以苏木作汤，调人参膏与之服，二日鼻及手掌皆紫色。余曰：此病退也，滞血已行。乃以四物加苏木、桃仁、红花、陈皮，煎调人参膏服，数日而愈。

一人年五十，九月间早起，忽不见物，忽就睡片时，即能见人，竟不能辨其何人何物，饮食减半，神思倦极，脉缓大，至之上重，[批]上重者，上焦火重，虚热上冲，故脉象初至上重，后至轻浮，弱象也。然不应因虚峻补，补恐上迫尤甚。按之无力。余作受湿治，询之，果因卧湿地半月，遂得此症。用白术为君，黄芪、茯苓、陈皮为佐，附子为使，十余帖而安。

三上方②治目不明，皆因为阳虚气脱，而用补药追回者也。此方即补气汤。

经曰：上焦升发③，宣通五谷之味④，熏⑤充⑥身体毛

① 大：原作"太"，据《审视瑶函·医案》改。
② 三上方：犹言"上三方"。
③ 升发：《灵枢·决气》作"开发"。
④ 宣通五谷之味：《灵枢·决气》作"宣五谷味"。
⑤ 熏：原作"董"，据《灵枢·决气》改。
⑥ 充：原作"充云"，据《灵枢·决气》改。本句《灵枢·决气》作"熏肤充身泽毛"。

发，若雨露之溉①，是气②。又曰：五气入鼻，藏于心肝③，上使五色修明，声音能彰④。今气既脱，宜乎目不明矣。

人参补气汤　治劳役饮食不节，内障目疾神效。

蔓荆　白芍　黄柏酒洗四次，炒四次。各五钱　人参　黄芪各五钱　炙甘草八分

水钟半，煎八分，稍热服。服三五帖后，视物如常，惟觉两脚踏地不知高低，火伏不升发故也，服七日全愈。此药宜春服。

复明散　治内障。

归身二钱　黄芪一钱五分　柴胡　连翘　炙甘草　生地各一钱五分　黄柏三分　川芎　苍术　陈皮各一钱

食后温服，须忌口。

和中养胃汤　内障初起，视物昏花，瞳神色变，宜补中益气汤加葛根、白芍、茯苓、五味、羌活、防风，加姜水煎，入黄连、黄芩再煎，温服。

羚羊角汤　治青盲内障，头疼头旋，脑痛眼涩。如头痛作呕者不治。

羚羊角　人参　地骨皮　车前子　桔梗　知母　黄芩　细辛各等分

---

①　溉：原作"得"，据《灵枢·决气》改。本句《灵枢·决气》作"若雾露之溉"。

②　是气：《灵枢·决气》作"是谓气"。

③　藏于心肝：《素问·六节藏象论》作"藏于心肺"。

④　声音能彰：《素问·六节藏象论》作"音声能彰"。

每服三钱，食后服。

五脏分门治药_{肺肾二脏列下卷}

心脏

心为一身之主脏，最难治，先宜清心养静，又当审其虚实。如大眦赤者，心之实火，宜服决明丸、泻心汤；小眦赤者，心之虚火，宜服补心丸、养荣汤；若大小眦紫血凝滞者，宜服活血汤。又有大小紫泡结成一块，是心血凝成也，宜活血汤加犀角，甚捷。

决明丸

石决明水煮百沸，另研，三钱　羌活　独活　甘草生　防风　当归尾水洗　五味各五钱　黄芩　黄柏　知母各四钱，炒　草决明一两，温肾生光　黄连一两

上为末，炼蜜为丸，如桐子大，不拘时食前服，茶调服三钱。

泻心汤

连翘　归尾水洗　赤芍　防风　荆芥　车前　黄芩炒　石膏水研。各一钱　枳壳炒　生地各八分　生甘草　黄连炒。各五分

水煎，食后服，临卧时又一服。

补心丸

天门冬　麦冬　枣仁炒　白芍炒　枸杞炒　生地酒洗，焙干　茯神　归身酒洗。各一两　甘菊花　甘草一两五钱，炙

辰砂为衣，蜜丸，每清晨白汤下三钱。

养荣汤

归身酒洗　麦冬　天冬　白芍　夏枯草　生地酒洗，蒸一次。各一钱　枸杞一钱二分　荆芥　茯神各八分　川芎七分甘草四分，炙

活血汤

归尾酒洗，一钱二分　桃仁　连翘　防风　荆芥　生地酒洗。各一钱　茯苓　苏木各六分　白芷六分　甘草五分　红花三分　犀角七分

为末，待药煎成，加一二沸服，煎服。

胬肉攀睛病

大小眦有红筋者，攀睛也；白珠生瘀肉者，胬肉也。二症各有自来。攀睛发自于心，或劳心过度，多食炙煿辛辣等物所致，用泻心汤、决明丸，兼用元明珠子膏，此病发于大眦多，小眦少，盖枝蔓所传而正受必多也。胬肉发自于肺，其肉高起而色白，此辛辣炙煿之气结聚于肺，用泻肺饮、保肺丸。

保肺丸

天冬　麦冬各二两　黄芩　归尾　生地酒洗，蒸，瓦上焙干。各一两　茯苓　甘草各一两　炙桑皮四两

煎浓膏，同蜜炼丸，不拘时白汤下，每服三钱。

泻心汤　即"心脏门"方内去黄芩，加车前①、山②

---

① 车前：原方有此药。
② 山：原作"小"，据文义改。

栀便是。

泻肺饮　即"肺脏门"方内去白芷、木通、石膏，加归尾、生地便是。

枳壳　桑皮　防风　荆芥　生甘草　黄芩　山栀　芍药①　连翘　归尾　生地

肝脏

肝开窍于目，目得血能视。若肝血亏欠，则肝火脏盛②，而目受害不浅。如黑珠、白珠红痛，服决明丸，加清肝汤。如有星翳，服清翳汤、四神丸，兼点牛黄膏。黑珠突起胀痛，服泻肝汤、通利丸，服决明丸，见"心脏"。

清肝汤

芍药先赤后白，水浸一宿　小柴胡　归尾　防风　车前连翘　白芷　生地　黄芩　木通　夏枯草各一钱　荆芥茯苓各八分　甘草五分

水煎，食后服。

清翳汤

木贼　密蒙　防风　归尾　葛根　小柴胡　生地各一钱　荆芥　川芎　蔓荆如瞳仁赤，不用　枳壳各八分　甘草一钱

水煎，食后服。如久，翳膜不去，加北细辛二分，红花三分。如红赤，去蔓荆。

---

① 芍药：原方无此药。
② 肝火脏盛：疑为"肝脏火盛"。

四神丸

归身一两,酒洗　白术炒　白茯苓　甘菊酒洒蒸。各二钱　生地二两,瓦上焙　枸杞八两,先用酒半钟拌一宿,次日晒干。取二两,用大茴香五分同炒,去茴香;又取二两,同好川椒五钱同炒,去川椒;再取二两,用芝麻二合同炒,去芝麻;余二两独炒,不可焦

上共焙干为末,蜜丸,每早空心白汤下三钱。若兼红赤,加酒炒黄柏、知母,加入各一两。如不红赤,久而白翳不去,加入肉苁蓉一两,酒浸烂。如梦遗,加山萸肉一两。

泻肝汤

赤芍　柴胡各一钱二分　黄芩炒　防风　生地水洗　归尾酒洗。各一钱　荆芥　车前　木通各八分　羌活　枳壳　山栀炒。各七分　生甘草五分

通利散①

大黄一两五钱,酒蒸　滑石一两五钱　黄芩　白术各一两　羌活　白芷各五钱

共晒干为末,水丸,空心茶下一钱二分,量人虚实,加减服之。

脾脏

胃司受纳,脾主运化。人以脾胃为主,若脾胃失职,则脾胃病而气亦病矣,此目所以为病也。如眼珠不红不

----

① 散:当作“丸”。

痛，而上下眼皮肿胀，此皮①家受风，先服除风汤，后服固本丸。如珠肉红痛而眼皮肿胀，服前通利丸，如服药湿②烂不止，用艾火灸鱼尾③三四壮，膏药贴之即愈。

除风汤

柴胡　葛根各一钱二分　防风　白芷　陈皮各一钱　枳壳　羌活　川芎各五分　甘草二分

食后煎汤服。

固本丸　肿消即服。

白术四两，麸炒　陈皮二两　茯苓　枳壳炒　炙甘草各一两

共为末，黄糊为丸，不拘时白汤下二钱。

洗眼方

元明粉一钱，无则芒硝代之　青盐　硼砂各一钱　飞矾三分

为末，放在大碗内，热汤冲化，候温洗半时许，日洗五六次，忌冷洗。重者先用通利丸一二服，次日随服决明丸。

泻湿汤

白芷　荆芥　木通　连翘　陈皮　黄芩水浸一宿　赤茯苓各一钱　枳壳八分，炒　黄连六分，炒　生甘草一钱　防风一钱

消湿理脾丸

陈皮　白术麸炒　半夏先用温汤洗，去心，白皂角四分，生

---

① 皮：疑为"脾"之误。
② 湿：原作"温"，据文义改。
③ 鱼尾：原作"鱼尾鱼尾"，据文义改。

矾一钱二分，生姜四钱煮透。各二钱　茯苓　黄连炒　滑石水飞　苍术米泔水浸，炒。各二两　枳壳二两，麸炒

共为末，黄米饭锅焦炒为末，打糊丸，每日食前茶下二三钱。忌食湿热炙煿之物。

疣音由，结病也，今疣赘之肿也病症，上下睑生一小核，是疣也。此脾胃痰气所致，上睑病属脾，下睑病属胃。若结成小核，红而自破，不服药而愈。若坚不破，久则如杯如盏，如斗许之大，久成为瘤矣。先用细艾火灸二三壮，将膏贴之，随服消痰饮。瘤有三种，痰瘤、气瘤、血瘤。痰、气二瘤，色白而坚，可灸；血瘤红色，不可灸。

按：灸火在目珠上，须要仔①细。令患者紧紧闭目，艾炷如粟火灸之。又不可多灸，慎之慎之。

又有目珠不痛不红，惟胀突之甚。此是肝血不足，火旺使然，平昔饮酒多而煿炙二味过也。用平肝清火汤②，兼服清痰降火丸。

消痰饮③

陈皮　枳壳　花粉　贝母　防风各□钱　甘草　黄连各二钱，炒　荆芥　羌活各二分

食后煎服。

清痰化气丸

天花粉　陈皮　贝母各二钱　香附　枳壳　黄连各二

---

① 仔：原作"存"：据文义改。

② 平肝清火汤：下文作"平肝泻火汤"。

③ 消痰饮：方名原缺，据体例及文义，疑指前文之"消痰饮"。

钱，炒　甘草一分

蜜丸。

平肝泻火汤　治眼珠黑胀大，午饥时亦可服。

柴胡　夏枯草　当归　白芍　生地　枸杞各二两　车前　连翘各一两

水煎为膏，每早空心白滚汤下一小盏。

清痰降火丸

陈皮　花粉　连翘各一两　黄连七钱，炒　枳壳　白芍各八钱，炒　甘草五分，炒

神曲为丸，每午后葛根汤下二钱。

清胃丸　愈后服。

陈皮　贝母各二两　茯苓　枳壳　花粉　石膏水煮另研连翘各一两　黄连七钱　甘草五钱

共为末，锅焦打糊丸。

痘后目疾此症切忌点药

痘疮入目者，心热则生肝风，主目热毒上蒸，故为目疾。凡痘靥之后，两目不开，恶见明者，谓之羞明，惟向暗处则开也。若暗处亦不开者，此目中有痘，当法治之。只羞明者，治以凉肝明目散。

凉肝明目散

川芎　当归　柴胡　防风　龙胆草　黄连酒炒　密蒙花

用猪肝煮，煎药服之。便秘者，泻青①丸。

痘后目疾②

泻青丸

川芎　当归　胆草　羌活　防风　川栀　煨大黄

蜜丸，桐子大，朱砂为衣，竹茶汤下。

净心散　候痘出齐，即宜服之，如入眼即退矣。

蛇蜕一条，烧　皂角不蛀者，烧　生甘草五钱

为末，小儿白汤下五分。

痘疮入目或翳，用洗肝散。

洗肝散

抚芎　羌活　防风　薄荷　山栀　归尾酒洗　大黄

热盛，加花粉、连、柏、甘草；睛痛昏暗，加石膏、滑石、谷精、菊花、绿豆皮；上翳障者，加蝉蜕、石决明、白蒺藜、谷精、生蛤粉、生黑豆皮，煮猪肝丸服。若痘未靥，本方去大黄。眼肿不开，鸡子清、黄连末涂两太阳及足心。

浮萍散　治痘入目痛甚，热伤目，上便方已服者，十服可愈。

浮萍，以筛盖水缸上，晒干，为末，随小儿大小，每服三钱。又以羊肝半个入盏内，以竹刺烂，投水半盏，取汁调服之。

通圣散　治痘入目生翳。

---

① 青：原作"清"，据文义改。

② 痘后目疾：疑衍，或后有脱文，待考。

白菊花　绿豆皮　谷精各五钱

为末，每服一钱。

粟米泔一盏，干柿去蒂一个，煎。候泔尽，吃柿，食后，每日三服。

又一方，用猪肝煮柿，食之。

加减四物汤　治疮痘入目。

川芎　当归　芍药　白菊　苍术　干葛　羌活　蝉蜕　炒决明　兔粪等分

水煎服。

谷精草散　治痘后白膜遮睛。

谷精一两　蛤粉四两

为末，用雄猪肝一叶切片，掺药在内，用苎皮缚定，砂罐煮熟食之，加绿豆、黑豆皮更妙。

痘后翳膜遮睛

以兔屎研末，用谷精、蝉蜕煎汤调下，食后服。忌鸭子、鸡子、煎炒发毒之物。

粉丹散　治痘目中云翳。

轻粉、黄丹等分，为末，以竹管吹入耳中，左翳吹右，右翳吹左。

痘后目疾，不能开者。

兔屎、牛蒡、密蒙、白芷、蒺藜、川芎、当归、生地、柴胡、黄芩、山栀、炒决明、谷精、花粉。

蝉蜕明目散　治痘后目疾。

猪悬蹄甲二两，入罐内盐泥封固济，煅存性　蝉蜕一两　羚

羊角一钱五分

　　为末，猪肝汤调下一钱，食后三服。百日之后难治。

痘后眼上星

　　用毛脚芹根捣烂，以铜钱安光明穴上贴之，以蛤壳覆，绢帛扎紧，一夜即退，穴上略起包不妨。光明穴，两臂擎起，对眼平处是穴也。

　　又方　用橄榄核去尖，嵌纹银珠子磨汁，新笔蘸点即退。

　　又试效方　痘后两月可治，百日内、百日外不可治。

　　黄芩　石决明各三两，煅　炒决明二两　谷精四两　灯心九根

　　食后服十帖，余药为末，蜜为丸，桐子大，每服百丸，食前犀角汤下。如无犀角，灯心汤亦可。最忌点药。

小 儿 疳 眼

　　疳症皆因饮食失节，饥饱失时，以致腹大面黄，重则死，轻则害目。患此勿治其目，竟治其疳则愈。急服消疳丸，服理脾丸，要忌油面煎炒辛辣之物。

消疳丸

　　五谷虫一两，水洗，瓦上焙　芦荟　胡黄连　使君子各五钱

　　蜜丸弹子大，空心米汤送下一丸。

理脾丸

芦荟五钱，另研加入　陈皮　茯苓　白术各一两　炙甘草五钱

神曲糊丸，弹子大，空心白汤下一丸。

又试效方

当归　川芎　麦冬　连翘　枳壳　胆草　木贼　甘草　苦参　黄连　甘菊　麦芽等分

加灯心煎服，服药后以舌抵腭①半时许，十帖即愈。

小儿瘛疹后目疾

瘛属风热，挟痰而作，自里而发于外，当散之，切不可下。痰②属热与火，痰在肺，清肺降痰，或解散出汗，亦有可下者。瘾疹多属肺③家，隐隐在皮肤之间也，发时多痒，此因余毒不解，上攻目，服消毒化瘛汤。又曰：发瘛普热，在胃中，或服热药过多，胃热焦烂所致，法不可专于表汗。盖瘛与疹不同，若汗之，重令开泄，增瘛烂也。赤瘛五生一死，黑瘛十死一生。

消毒化瘛汤

白芷④　防风　陈皮　黄芩　芍药先赤后白。各一钱　羌活　山栀各八分　甘草五分　犀角生用为末，不用煎

羚羊角散　治小儿瘛疹后余毒不解，上攻眼目，生翳

---

① 腭：原作"臊"，据文义改。
② 痰：《审视瑶函·瘛疹》作"疹"。
③ 肺：《审视瑶函·瘛疹》作"脾"。
④ 白芷：原作"犀角"，据《审视瑶函·瘛疹》改。

羞明，眵泪多，红赤肿疼，或点星、白翳并治。

羚羊角　黄芩　炒决明　车前　升麻　防风　芒硝
大黄酒洗。等分

水煎服。

小儿闭目病

小儿闭目，日久不开，不赤不疼，有二种。一种余食伤脾，而脾气下陷，不能上升，用升麻葛根汤服之。又有一种，出痘时闭目不开，此余毒不散，上攻眼目也，服犀角消毒散。

升麻葛根汤

升麻　归尾　连翘　柴胡各一钱　木通　枳壳　蔓荆
车前　陈皮各八分　葛根一钱二分　川芎七分　白术六分　炙
甘草二分

犀角消毒散

木通　枳壳　防风　荆芥　茯苓　车前各八分　连翘
黄芩　赤芍　柴胡各一钱　葛根一钱二分　犀角末一钱二分，
临服和入饮之

孕 妇 目 疾

凡孕妇目疾，不必拘泥①其翳膜红痛，先要安胎为主，略带清火，切不可用通利丸、决明丸等药，惟用安胎清火汤。

---

① 泥：原作"拟"，据文义改。

安胎清火汤

黄芩一钱二分　砂仁　荆芥　当归　生地　陈皮　白芍
连翘各一钱　川芎八分　甘草五分

男 妇 白 赤

男、妇有一种目珠不红不痛，惟泪出，二目羞明怕
日，此因血虚之故。不用点药，亦有用泻火之剂，惟养血
为主。

养血汤

枸杞　夏枯草　归身酒洗。各一钱五分　炒决明八分　香
附童便浸，炒，八分　生地　白芍　麦冬　前胡　陈皮　荆
芥各八分　川芎七分　生甘草五分

卷之下

伤寒愈后目疾

伤寒愈后，目疾，而目昏花不见者，此因阳气下陷，余邪上走空窍①也，服补中益气汤、十全大补丸。如有火，先清火可也。

补中益气汤

人参　白术　黄芪各一钱　柴胡三分　陈皮八分　升麻三分　甘草五分

十全大补丸

人参　白术　黄芪蜜炙　当归各二两　茯苓七钱　川芎七分　甘草　肉桂三钱，或用桂煎地黄，去桂

蜜为丸服。

漏 睛 眼 病

大小眦有一小孔，如针眼大，脓水不止，此小肠湿热逆行之故，服泻湿汤、燥湿丸。

泻湿汤

陈皮　茯苓　黄芩　木通　车前各一钱　山栀　枳壳　苍术　荆芥　甘草各五分　淡竹叶十片

---

① 空窍：原作"室窍"，据《审视瑶函·伤寒愈后之病》改。

燥湿丸

陈皮一两　苍术　白术　茯苓　枳壳七钱　半夏　山栀
黄连炒。各六分　炙甘草四钱

黄米糊为丸，不拘时茶下二钱。

亡血过多之病

手少阴心生血，血荣于目；足厥阴肝藏血，开窍于
目。或男子吐血便血，妇人产后崩血漏亡之过多，或忽失
明昏花，宜大补气血，十全大补汤、芎归补血汤、养荣丸
之类为主。

阴弱不能配阳之病而青盲者

论曰：神水、黑眼皆法乎阴，白眼法乎阳，阳齐阴
侔①，故能为视。阴微不足，阳火独盛，淫气于上，散为
内障，此弱阴病也。其病初起时，视觉微昏，常见空中有
黑花，神水淡绿色；次则睹一成百，神水淡白色。当用
参、芪补气镇阳之药。

鸡盲雀目相同治法

人或昼视通明，夜视罔见者，此乃阳衰不能拒阴之
病。盖平旦阳气生，日中阳气盛，日西阳气已虚，至暮
而不见者，气门闭故也。服养荣汤、益肾丸。凡人之
气，六腑为阳，脾胃又为生气之原，或七情过伤，脾胃

---

① 侔（móu谋）：相等。

失职，则阳气下陷，当用镇阴升阳之药。又云：阳气不足之故。

养荣汤

归身酒洗　石斛酒蒸, 明目益精　石菖蒲　生地酒洗　炒决明　升麻　人参　白芍酒洗　黄芪蜜炙。各一钱　枸杞二钱　川芎七分　甘草五分

益肾丸

熟地二两　归身　炒决明　石菖蒲　白术　茯苓　人参　黄芪蜜炙　菟丝酒洗, 晒。各一两

蜜丸服。

海上方

鸡软肝男雌女雄, 蒸　鼠粪七粒, 碎, 拌入肝内

好酒送下，以醉为度，多不过三日即愈。次日须食牛肝，不拘多少。

治鸡盲，日落①即不见。苍术四两（米泔水浸一宿）切片，焙干为末，每用三钱；将猪肝二两劈开，将苍术末掺在内，麻线缚定；粟米一合，水一碗，煮熟熏眼，候温卧服之。

又方，苍术（米泔水浸一宿）炒为末，每服一钱，不拘时。十日愈。

又方，蛤蜊粉细研，黄连等分溶化，和蛤粉为丸，如枣大，猪肝一片重二两许　劈开，包药一丸，麻缚定，入瓷罐内，以水一碗煮肝熟，取出来熏目，至温，食肝，以愈为度。

---

① 日落：原作"目落"，据文义改。

转光丸 治肝虚雀目青盲。

生地 川芎 蔓荆 白菊 茯苓 熟地 防风 山药
细辛等分

蜜丸，桑白皮汤下二十丸。

眼科煎药主方

当归实用尾，虚用身，水洗晒干用，二钱 生地酒洗 芍药
有火用赤，无火用白，酒炒 夏枯草各一钱 陈皮 枳壳 荆
芥各八分 甘草有火生用，无火炙用

如火痛，加黄柏（酒炒）、连翘、黄芩各一钱；如眼
皮红肿，加羌活、防风、白芷；如有翳，加木贼、密蒙、
蔓荆各一钱；实火，用通利丸一二服，孕妇忌之；虚火，
用益肾丸；轻火，用决明丸，有白翳者少用，无白翳者多
用。四神丸，有火者忌之。

又方，川芎、当归、芍药、地黄、荆芥、菊花，水煎。

风火，加羌活、防风、蔓荆；心热则口苦，加栀、
连；肝热则口酸，加柴胡、龙胆草；脾热则口甜，加藿
香、焙芍药；胃热则口淡，加石膏、天花；肺热则口辛，
加片芩、桑皮、地骨；肾热则口咸，加黄柏、知母；怒
气，加青皮、香附、石决明；去障，加木贼、谷精、密
蒙；眼眶烂，加苍术、蒺藜；胞肿属肝火，痛甚者，通利
丸下之；过愈①寒凉，久不愈者，补中益气汤。

治倒睫烂弦方

晚蚕砂二两 鸡丹五钱

---

① 过愈：据文义，当作"过用"。

先以香油熬蚕砂数沸，绵滤去渣。后入丹，加蜜，再熬成膏。入轻粉五钱，熬黑色，以瓷器收，点之。

洗眼神方

以晚蚕砂煎汤去渣，效如神，号曰煿消温洗汤。

蕤仁散　治风烂眼。

蕤仁二钱，去油　硼砂　血竭　冰片　辰砂各二分

为细末，点之。

柴胡饮　治风热眼眶赤烂。

柴胡　羌活　甘草　桔梗　防风　荆芥　生地　赤芍

眼睑红病

眼皮转红色，是足阳明胃经之火。平昔饮酒过多，而好食辛辣炙煿之物所致也。服清胃汤，兼服平胃丸。

清胃汤

连翘　白芷　花粉　归尾水洗　陈皮　山栀　石膏水煮，研　前胡各二钱　荆芥　枳壳各八分　黄连七分　甘草五分

平胃丸

连翘　天粉　归尾水洗　石膏水煮，另研。各一两　赤茯苓八钱　黄连炒　山栀各七钱　甘草五钱

蜜丸，食后茶下二钱。

眼皮腐烂病

眼皮腐烂者，是平昔好食炙煿辛辣之物，或好饮热酒所致也。急服清热解毒汤、解毒消火丸。

又有小儿，眼皮上下翻红腐烂、脓水不止者，亦平日过食炙煿湿热之物，以致脾胃不调之故。当先治其湿热，后理其脾胃，用除湿清胃汤，后用养胃散。若涩甚者，宜灸中脘五七壮，兼鱼尾灸三四壮。又有患疮毒湿烂者，即以疮毒治之，用解毒散。

清热解毒汤

连翘　前胡　陈皮　赤芍　归尾各一钱　花粉一钱二分
茯苓　木通　枳壳　白芷　荆芥各八分　黄连七分，酒炒
生甘草五分

解毒消火丸①

花粉　连翘各一两　黄连八钱，酒炒　枳壳七钱　归尾
防风　白芷　羌活　甘草各五钱

蜜丸，空心下三钱。

除湿清胃汤

滑石　葛根各一钱　荆芥　前胡各八分　白芷　防风
枳壳　茯苓　木通各一钱　车前一钱　黄连六分，酒炒　甘草
四分

理脾养胃散

陈皮　黄芩各八钱　枳壳　苍术桑皮汁浸三日　茯苓各七
钱　甘草　石膏各五钱，水煮

为末，不拘时，白汤下二钱。

眼眶赤烂

疾痛年久不愈，以此药敷点。

---

①　丸：原作"汤"，据下文改。

青黛五钱（水飞）、炉甘石（大块，羊脑者佳），用黄连、防风、荆芥、薄荷、当归、黄芩各一两，以黄连等六味煎浓汁去渣，将甘石火煅红，投入汁内，如是九次。为末，水飞过，晒干净，用二两净青黛和匀，研极细，用敷点。

风弦烂眼

多因厚味积热郁于上焦，挟怒气而成顽疾者，用紫金膏，以银簪脚点之。试问若痒，是必有虫，又宜去之，以绝其根。盖紫金膏只能去风湿燥凉而已。若前所谓挟痰挟火、厚味积热而成者，又当服防风通圣散，去硝、黄，为末，以酒拌匀晒干，依法禁诸厚味辛辣之物。

拳毛倒睫

此因眼皮宽纵，拳毛倒入，以致内生翳障，外多眵泪。先用夹去眼皮毛，然后点药。若火重翳轻，先清①其火；翳重无火，服去翳药，参五脏条治。

清火汤

归尾　赤芍　生地　枳壳　连翘　前胡　防风　黄芩车前各一钱　荆芥八分　甘草四分

兼用决明丸。

消翳丸

密蒙　柴胡　当归一钱，蒸　生地二钱，酒洗　防风

---

① 清：原作"轻"，据文义改。

木贼各一钱，去节　川芎　蔓荆　荆芥各八分　羌活七分　甘
草五分

兼四神丸服。

又云：阳主散，阳虚则眼楞急，而为拳毛倒睫；阴主
敛，阴虚则瞳子散大，而为眼目昏花。

防风饮　治倒睫拳毛，须避风。

黄连炒　炙甘草　人参各一钱　葛根　防风各五分　归
身一钱五分　细辛　蔓荆各三分

临卧时服。又方，用连翘、细辛叶。

连翘饮　治眼楞紧急，目中溜火，恶与火近，隐涩小
角紧，久视昏花，迎风冷泪。

蔓荆　甘草　连翘　红葵花　生地　人参　当归各三
分　柴胡二分　防风　黄芩酒洗　羌活各五分　升麻一钱

水半碗，煎八分服。

阴虚则瞳子散大，故东垣治眼楞紧急，参、茯补气为
君，佐以辛味疏散之，而忌芍药、五味子，酸收故也。

论倒睫赤烂

东垣曰：夫眼生倒睫拳毛者，二目紧急，皮缩之所致
也。盖内有伏热，则阴气外行，当去内热并火邪，眼皮
缓，眼毛立出，翳膜亦退①。用手法攀出内睑②向外，速以
三棱针出血，以在手爪甲迎其锋即愈。

---

① 退：原缺，据《原机启微·论倒睫赤烂》补。
② 睑：原作"脸"，据《原机启微·论倒睫赤烂》改。

眼眶岁久赤烂，俗呼为赤瞎是也，当以三棱针刺目眶外，以泻湿热而愈。

按：以上所论，可谓深达①病情，然是症亦多是血热阴虚，出动所致，盖血所以滋经脉、养毛须者也。故当外治以泻其瘀热，内治以度②其源可也。

肺脏

肺为华盖，主一身之气。若外感五脏，内伤七情，或过食膏粱奇物，则肺热而生眵泪红肿矣。如白珠红痛壅起，泻肺饮、通利丸一二服，次服决明丸。如白珠淡红色，羞明怕日，是七情、饥饱、房劳所伤，服清肺饮，点元明珠子膏，益肾丸，必久治调理而愈。

泻肺饮

桑白皮一钱，蜜炒　黄芩　防风　白芷　木通　连翘　山栀　石膏各一钱　荆芥　枳壳各八分　生甘草四分

加减益肾丸

萸肉　白芍　归身酒洗　黄柏　知母各一两，酒炒　甘菊　茯苓　白术各五钱　生地酒煎三次，瓦上焙干，二两　枸杞二两，一半酒拌，晒干；一半乳汁拌，晒干

蜜丸，空心白汤下。

清肺饮

桑皮　麦冬　生地酒洗　归身　防风　陈皮　前胡　连翘　知母酒炒。各一钱　枳壳　荆芥各八分　甘草四分　薄

---

① 深达：原作"深远"，据《原机启微·论倒睫赤烂》改。
② 度：《原机启微·论倒睫赤烂》作"杜绝"。

荷三分

肾脏

肾水为一身之根本。能节房劳，则五脏不能攘也。七情不能内伤，则五脏相安，虽遇所感，弗能害之也。若肾水亏欠，则五脏炽盛，日久不能治矣，其害可胜言哉。先要清心寡欲，兼点、服药，服药日久可愈。如责效太速，兼服寒凉，目必废矣，戒之慎之。

养荣汤

归身　生地各酒洗　白芍炒　夏枯草　前胡　陈皮　知母酒炒。各一钱　荆芥　茯苓　枳壳　独活　甘草五分　薄荷三分

益肾丸

枸杞四两，一半乳拌，一半单炒　熟地酒蒸　生地酒浸。各二两　白芍　当归酒洗　麦冬各一两　白术　茯苓　甘菊各五钱

如有火，加知母、黄柏各一两，空心白汤下二钱。

磁石丸

磁石二两，火煅醋冲七次，能协铁者真，石中有孔、有黄赤色者，更有细毛者，功更有胜　朱砂一两　神曲三两

更以神曲一两，煮糊加蜜为丸，如楝子大。每服二十丸，空心饭汤下。

瞳仁散大病

瞳仁属肾，若肾水固，则气聚而不散。肾水不固，则

相火炽盛，而神水散大，变为青红绿白矣。此症有四种，有食辛辣之物过，以致瞳仁散大，服泻肾汤、磁石丸。有一种为暴怒所致，服调气丸、磁石丸。有一种房劳过多所致，服泻肺汤、益肾丸。有一种患顽风所致，随前头风等症，用药此数。若神水初变淡绿色、白色者犹可治；若纯绿、纯白，终为废疾矣。又有一种，瞳仁散大与黑睛一统者，不治。

以上诸症，房劳内障居多。四方俱见头风门。

熟地黄丸　治血弱气虚，不能养心血，致火旺于阴分，瞳子散大。风热上攻头目，偏头肿闷，视物昏花，养血凉血，收敛散火，而风热自除矣。

熟地一两　生地八钱　柴胡八钱　归身　茯苓各五钱天门冬　地骨皮　五味子　黄连　枳壳各三钱　人参　炙甘草各二钱

蜜丸，每服百丸，白汤下，一日二服。忌辛辣助火之物，又忌寒凉物，损胃气则药不上行也。

益阴肾气丸[①]　此壮水之主[②]，以镇阳光也。

熟地二两　生地　山萸各一两　五味　山药　丹皮　归尾各五钱　茯神　泽泻各二钱

蜜丸，朱砂为衣，每服七十丸，淡热汤下。又方，加柴胡五钱。

瞳子散大，亦有因食辛辣之物、助火炙煿之物，积于

---

①　益阴肾气丸：原作"益阴胃气丸"，据文义改。
②　主：原作"至"，据文义改。

胸中，火旺则精散，精散则视物变矣。

滋阴地黄丸 治瞳子视物无的，或猝然见非常之处。

生地一两五钱 熟地一两 柴胡八钱 黄芩 归身各三钱
天门冬 甘草 骨皮 人参 黄连 五味子各三钱[1]

蜜丸，每茶下百丸，一日二服。此补左肾之药。

菊花丸[2] 治肝肾不足，眼目昏花，常见黑花多泪。

枸杞二两 巴戟 肉苁蓉酒浸，炒。各二两 甘菊四两

蜜丸，食后白汤下五十丸。此补右肾之药。

驻景丸 治肝肾气虚，两目昏暗，视物不明，见黑花
者，肾气弱也。

枸杞 五味 车前各二两，炒 熟地 当归各五钱 川
椒 楮实子各一两 菟丝子酒制，三钱

蜜丸，食前酒下三十丸。

复明丸 治瞳仁反背。

当归六两 夜明砂 生地 熟地各四两 青葙子三两
菟丝子二两 兔粪炒

蜜丸，四物汤加木贼草煎汤，下百丸。

论瞳仁散大

东垣曰：瞳子散大者，由食辛热之物，火甚故也。
所谓辛主散，热则动火，上乘于脑中，其精故散，精散
则视物亦散大也。夫精明者，所以视万物也，今视物不

---

① 生地……各三钱：《审视瑶函·气为怒伤散而不聚之病》载本方尚有
"枳壳"。

② 菊花丸：《审视瑶函·目泪》作"菊睛丸"。

真，则精衰矣。盖火之于气，势不二立。故经曰：壮火食气①，壮火散气。手少阴、足厥阴所主风热连目系，邪入中人，各从其类，故循此道来攻，头肿②闷而瞳子散大，皆血虚阴弱故也。当除风热，凉血益③血，以收耗散之气则愈矣。

瞳仁细小

阴阳无偏胜，苟阳平阴秘，则无细小之病。若火强搏水，则水实而目散，其精紧小，小而又小，积渐至竟如菜子许，此阳搏阴之病，邪火盛而肾水衰也。初服时急服抑阳散，兼服清肾益阴丸。

抑阳散

白术 生地 寒水石 归尾 知母 黄柏二味俱酒炒。各一钱 茯苓 独活 黄连酒炒。各八分

煎、散俱可。

清肾益阴丸

生地酒炒 枸杞 寒水石另研 黄柏 知母二味俱酒炒。各二两 独活五钱 当归酒炒 炒决明各一钱

蜜丸，空心下三钱。

还光散

苍术二钱，米泔水浸，炒 木贼二钱 白蒺藜炒，去刺，一

---

① 壮火食气：原作"拙火实气"，据《素问·阴阳应象大论》《原机启微·论瞳子散大》改。

② 肿：原作"瞳"，据《原机启微·论瞳子散大》改。

③ 益：原作"盖"，据《原机启微·论瞳子散大》改。

钱　雄鸡肝一具，连胆，不见水用　金银花三钱

酒半碗，水半碗，井水半碗，与鸡肝共煎八分，并食之，十数服见光。鸡盲便捷。

眼　眶　障

贴白珠眼皮弦下陷中。

内　障　眼

怒气伤肝，肝不藏血，初患不能视，欲恣房劳，用心过度。

合谷　临泣①神庭旁各开五分　瞳子髎目外去五分。又名太阳，又名前开　睛明目内眦角

外　障　眼

头风灌注瞳仁，血气涌溢，上盛下虚

天府手肘上五寸　攒竹　印堂　风池　光明足外踝上五寸小骨空手小指第二节横纹中

活血明目

漂摇豆为末，甘草汤服二钱，日二服。

眼目昏暗

七月七日，取苦瓠白瓤，绞汁一合，以酢②二升，古钱七文，用以微火，煎减半，每日取沫纳眦中，神效。

---

① 泣：原缺，据文义补。
② 酢（cù促）：同“醋”。

胬肉血翳

秋间取小柄葫芦或药葫芦，阴干，于紧小处锯断，内挖一小孔如眼大。遇有此病，将眼皮上下挣开，将葫芦孔合定，初虽甚痛苦，然瘀肉血翳皆渐下，不伤睛也。

补肝明目　治男子五劳七伤，明目。

冬瓜仁方，同上。

火眼赤痛

五月取老黄瓜一条，上开小孔，去瓤，入芒硝令满，悬阴处，待硝透出，刮下，留点眼，甚妙。

眼流冷泪

木耳一两（烧存性），木贼草一两，为末，每服二钱，以清水米泔煎服。

目中赤脉

痒痛时见黑花。用初生杏子仁一升，古五铢钱七文，入瓶内密封，埋门限①下，一百日化为水，每夕点之。

胎赤眼疾

杏仁压油，拌鸡子壳，食盐一钱，入石器中，以柳枝一握紧束，研至色黑，以熟艾一团，安碗中烧烘之，令气透火尽即成。每点少许入两眦，甚妙。

目中翳遮

但瞳子不破者，用杏仁二升（去皮），面裹作三包，糠火煨熟，去面，研烂，压去油。每用一钱，入铜绿一

---

① 门限：即门槛。

钱，研匀点之。

目生翳肉

或痒或痛，渐覆瞳仁。用杏仁（去皮）二钱、平腻粉半钱，研匀，绵裹箸①头点之。

伤目生翳

《广利方》用生杏仁七枚（去皮），细嚼吐于掌中，乘热以绵裹箸头点翳肉上，不过四五度愈。

小儿血眼

儿初生艰难，血瘀眦睚②，遂溅渗其睛，不见瞳仁，轻则外胞赤肿，上下弦烂。用杏仁一枚（去皮尖）嚼，乳汁三五匙，入腻粉块少许，蒸熟，绢包频点。重者加黄连、朴硝最良。

赤目翳肉

日夜痛者，取好梨一个，捣，绞汁，以绵裹黄连片一钱浸汁，仰卧点之。

赤眼肿痛

鹅梨一枚捣汁，黄连末半两，腻粉一两，和匀，绵裹，浸梨汁中，日点之。

补肝明目

芜菁子（淘过）一斤，黄精二斤，同和，九蒸九晒，为末。每空心早服二钱，日再服。

---

① 箸（zhù 住）：筷子。
② 睚（yá 牙）：眼角。

风邪攻目　视物不明，肝气虚者。

蔓菁子四两入瓷瓶内，烧黑无声取出，入蛇蜕二两，又烧成灰，为末，每服三钱，食后酒下，日三服。

暴赤眼肿

用古钱刮姜，取汁于钱唇，点之泪出。今日点明日愈，勿疑。

冷泪目昏

干姜粉一块泡汤，点之洗之。

赤眼涩痛

白姜末水调，贴足心，甚妙。

目忽不见

令人嚼母姜，以舌日舐俗羯字，音士，以舌取物也六七次，以明为度。

目中猝痛

干姜削圆滑，纳眦中，有汁出，拭之，未尽便易。

目昏浮翳

兰香子，每用七个，睡时水煎服之，久自有效也。

赤眼痛胀

碜^①涩，荠菜根捣汁滴之。

眼生翳膜

荠菜和根、茎、叶洗净，焙干，为细末。每夜卧时，先洗眼，挑抹米许，安两大眦头，涩痛，忍之，冬末自

---

① 碜（chěn 矜）：本义为物中掺沙，喻杂质。引申为异物入眼后的不适感。

落也。

眼目热痛

泪出不止，芹萱子捣筛为末。卧时，铜箸点少许入目，当有热泪及恶物出，甚佳。

眼中胬肉

方同上，夜日点之。

目中息肉

淫肤赤白膜，用马齿苋一大握洗净，和芒硝末少许，绵裹安上，频易之。

杂物眯目

不出，用东墙上马齿苋烧灰，研细，点少许于眦头，即出也。

目中出泪

或出脓。用马齿苋子、大苋子各半两为末，绵裹，铜器中蒸熟，熨大眦头脓水出处。每熨以五十度为率，久久自绝。

嗅同嗅，以鼻取气也鼻去翳①

碧云散　治目赤肿胀，羞明昏暗，隐涩疼痛，眵泪风痒，鼻塞，头痛脑酸，外翳攀睛诸病。

鹅不食草二钱，晒干　青黛　川芎各一钱

为细末，噙水一口，用以米许，嗅入鼻内，泪出为度。

雀目夜昏

① 嗅鼻去翳：《审视瑶函·淫热反克之病》作"搐鼻"。

七月七日、九月九日取地衣草，阴干，为末，酒服方寸匕，日三服，一月愈。

斑疮入眼

马屁勃、蛇皮各五钱，皂角子十四个，为末，入罐内，盐泥封固，齐烧存性，研，每温酒服一钱。

麦芒入眼

大麦煮汁洗之，即出。

肝虚目暗

迎风下泪，用腊月牯牛胆盛黑豆悬风处，取出每夜吞三七粒，久自明。

伤寒目翳

烧豉二七枚，研末吹之。

飞丝入目

白菜捣烂，帕包，滴汁三点，入目即出；青菜汁点之，亦即出。

雀目不见

真紫芥菜子，炒黑为末。用羊肝一具，分作八服。每用芥子末三钱捻肝上，笋箨①裹定，煮熟冷食，以汁送下。

目中翳膜

芥子一粒，轻手揉入眼中，少顷以井华水、鸡子清洗之。

防痘入目

白芥子末，水调，涂足心，引毒归下，令疮疹不

---

① 笋箨（tuò 拓）：即竹笋皮。

入目。

明目益气

芜菁子一升，水九升，煮汁计尽，日干。如此三度，研细，水服方寸匕，日三服。亦可研水，和米，煮粥食之。

青盲眼障

但瞳子不坏者，十得九愈。用蔓荆子六升，蒸之，气遍合甑，取下，以釜中热汤淋之，乃曝干，还淋，如是三次即收。杵为末，食上清酒，服方寸匕，日再服。

虚劳目暗

方同上法。

小儿雀目

牵牛子末，每以一钱，用羊肝一片，同面作角子二个，炙熟食，米饮下。

风热赤眼

白牵牛子，以葱白煮，研，丸如绿豆大，每服五丸，葱汤下，服讫睡半时。

眼热昏暗

营实、枸杞子、地肤子各二两，为末，每服三钱，温酒下。

痘后目障

天花粉、蛇蜕（洗净，焙干）等分，为末，羊子肝劈开，入药在内，米泔汁煮熟，切食。

赤目痛涩

小圆瓜（瓟篱上大如弹丸、红色、皮上有刺者，九月十月采，晒干，槐花炒）、赤芍药等分，为末，每服二钱，临卧温酒下。

一切疳眼

赤烂、生翳，用白药子一两、甘草二钱为末，猪肝一具劈开，掺末五钱，煮熟，食之。

目睛暴痛

防己（酒浸三次）为末，每服二钱，温酒下。

暑月目昏

多眵泪生，用龙脑、薄荷叶捣烂，生绢绞汁，点之。

病后生翳

白菊花、蝉蜕等分为散，每用二三钱，入蜜少许，水煎服，大小人屡验。

赤目贯瞳

元参为末，以米泔水煮猪肝，日日蘸食之，即愈。

小儿赤眼

水调黄连末贴足心，甚效。

泪出不止

黄连浸浓汁，渍洗。

男妇赤眼

十分重者，以山漆根磨汁，涂四围，甚妙。

诸 方 附 注

防风通圣散

防风　川芎　大黄　赤芍　连翘　麻黄去节　芒硝　当归　苏荷　滑石飞过　甘草　白术　桔梗　炒栀仁　石膏煅　荆芥穗　黄芩各等分

为粗末，每服四钱，姜三片，水二大盅煎，食前温服。

四物汤

当归身去须，酒浸，微炒　白芍药酒洗　川芎酒洗　干熟地酒蒸。各等分

剉剂，白水二盅，煎至八分，去滓温服。

明目地黄丸

熟地黄焙干，四两　生地黄酒洗　山药　泽泻　山茱萸去核，酒洗　牡丹皮酒洗　柴胡　茯神乳蒸，晒干　当归身酒洗　五味子烘干。各二两

共为细末，炼蜜为丸，如桐子大，每服三钱，空心淡盐汤送。

龙脑黄连膏

川黄连八两　片脑一钱

以黄连去芦，刮去黑皮，洗净锉碎，以水三大碗，贮于瓦器内，随入黄连于内煎，用文武火熬减大半碗，滤去渣。以滓复煎，滤净澄清，入薄瓷器盛放，重汤蒸顿成膏，约半盏许，再复滤净，待数日出火毒。临时旋加片脑，以一钱为率。用时酌量加之，不拘时以少许点眼大眦内。

芎归补血汤

生地黄　天门冬各四分　川芎　牛膝　白芍　白术　炙甘草　防风各五分　熟地　归身各六分

剉剂，水二盅煎至一盅，去渣温服。恶心不进食者，加生姜煎服。

牛黄膏 即琼液膏。

熊胆 牛黄 硼砂 蕤仁去壳皮净油 黄连各一钱 龙脑五分 蜂蜜一两

以熊胆、牛黄、蕤仁、黄连四味，长流水二大碗，倾于沙锅之内，熬至半碗。用重绵纸滤过，去滓，入蜂蜜，再用文武火熬至紫金色，蘸起牵丝为度，不可太过不及。取出，入硼砂、龙脑，研极细末，和匀，入瓷罐内封固，入土埋七日出火气。每簪脚挑少许，点于目内，瞑目片时，候药过性方开。每日点二三次，仍忌一切动风之物。

光明膏① 即甘石散所配。配合时，诵《观音光明经咒》七十七遍。

炉甘石一斤 黄连一两 龙脑量入

先以炉甘石，置巨火煅通红为度。另以黄连，用水一盆，瓷器盛贮，纳黄连于水内，即以通红炉甘石淬入七次。就以所贮瓷器，置日中晒干，然后同黄连研细末。欲用时，以一二钱再研极细，旋量入龙脑，每用少许，井花水调如稠糊，临睡以箸头蘸敷破烂处。不破烂者，点眼内眦、锐眦尤佳，不宜使入眼内。

观音光明咒 出《藏经》。

偈②曰：救苦观世音，施我大安乐，赐我大方便，灭我愚痴苦。除却诸障碍，无明诸罪恶，出我眼室中，使我视物光。我今说此偈，洗忏眼识罪，普放净光明，愿现微

---

① 光明膏：《审视瑶函·淫热反克之病》作"黄连炉甘石散"。
② 偈（jì季）：佛经中的唱词。

妙相。

又洗眼持咒法：每日清晨，用净水一碗，持咒一遍，吹气一口入水，持四十九遍。用水洗眼，能除障翳，即久矇亦可愈。

元明珠子膏

元明粉五钱　净珍珠二分

研细，和阴阳丹为膏。煎法：或米汁，或葛根粉，熬火将厚时为膏，入丹药炼成膏，不可用油煎。若在风邪，贴阴阳二穴亦可。

紫金膏

上膏即用阴阳二丹，研细为膏。

阳丹药品法制

炉甘石（眼科之要药也，选轻白者佳）四两，用苏荷、羌活、防风、麻黄、荆芥穗、川芎、白芷、细辛（发散之药）各二钱，用清河水（或雪水更妙）四大碗，煎至二碗，去滓，将甘石槌①碎，入药水中，于瓶内煮干为度。此阴制用阳药煎水法也。

又用龙胆草、黄芩、赤芍、大黄、生地、黄连、木贼草、连翘、刘寄奴、黄柏、夏枯草、当归、千里光、菊花、山栀仁（苦寒之药）各二钱，用井水五碗，春夏浸二日，秋冬浸四日，常以手搅之。浸毕去滓，将药水分作清、浊二碗，将所煮甘石入阳城罐内，大火煅红，钳出少时，先以浊水淬入，再煅再淬，以水尽为度。此阳制用阴

---

① 槌：《审视瑶函·秘制点眼丹药诸方》作"搥"，同"捶"。

药浸水法也。

又将前阴制煎水药滓，及阳制浸水药滓，共合一处，浸水二碗，去滓滤净，再澄清，将炼过甘石倾内，研，搅，浸露一宿，飞过，分轻重，两处晒干（上者为轻，下者为重），各研极细收藏。轻者治轻眼，重者治重眼。此阳丹合制用药之法也。盖甘石经火炼，本阳药也，又用发散药制度，是辛甘发散为阳之象，故以阳丹名。又用阴药为阴制者，是阳中亦有微阴之象，及治火毒法也。

阴丹药品法制

铜绿（黄连水煮，飞过，阴干）一钱五分，青盐块（白水洗）、乳香各三分，硇砂（甘草水洗）六分，密陀僧（飞过）二分，没药三分五厘，又将前制阳丹炉甘石一两，共七味，俱研极细，勿令犯火，所以为阴药也。中用阳丹甘石者，为阴中有阳之象也。但只用苏州薄荷净叶、川黄连、龙胆草三味各等分，浸水二盏，露一宿，去滓，滤净水一盏，入前药在内调匀，明月下露一宿，而得月之阴气；次日晒干，又得日之阳气也。俟夜露、日晒透干，再研极细，入后药，此制阴丹之法也。

川黄连（去皮毛，洗净，干）六分三厘，草乌（新白者）六分，细辛（去上叶）五分，胡黄连（条实者，洗净，干）四分，薄荷（要苏州净叶，洗净，晒干）三分。以上五味乃疏风退热之药，取象于五轮之义也，各研极细，拌匀，用人乳为丸，如小豆大，用绢袋盛之，悬于东屋角头风干。再研极细，筛过，和前药内，共研匀，又入后药。

生姜粉（用大鲜姜四五块，竹刀齐中切开，剜孔，以黄连末填内，湿纸包，火煨，取出捣烂，绢滤出姜汁，晒干）一分半，朱砂（明者，飞过）六分，黄丹（黄连水飞过，晒干，研为细末）、白丁香（真①者，飞过）、粉霜各一分，螵蛸（去粗皮，研）、轻粉各一分半，制牙硝四两，血竭（艾熏，研）四分，雄黄（飞过）二分半，珍珠五分（细研）。以上阴丹药味共和一处，研极细，用瓷罐收贮。是为阴丹，药虽颇峻，但合时有轻重缓急之分，而有病轻则轻、病重则重之法也。如用者须当斟酌。

此二丹品，各配各丹，用时掺入为好。普救之法，阴阳各半为妙。惟大虚大实，大寒大热，症不同时，又在随机配合，阴阳丹之轻号、重号有别也。

水银甘石膏

水银四两，轻粉六分，铜青二两四钱，牙皂末二钱八分，黄连末一钱二分，甘石四钱，广胶八钱。此膏乃煅炼各法：水银入牙皂末则不走，炼水银先将轻粉飞过，飞法同碾研细。水漂过后，在铜锅煅炼，而后再入水银同煅。后入牙皂末，再将煅过铜青、炒过黄连、炼炉甘石，共研罗细末，后将广胶少许，水化成珠子，入药再和匀。如点治，再熬成块，埋地三四日；如摊膏贴，则不必熬成块可也。

制炉甘石法

用好田泥，做成大窝球二个，外以硼砂、硝石不拘多

---

① 真：《审视瑶函·秘制点眼丹药诸方》作"直"。

少，共为末。即将所作窝二个，日中晒干极透，用上好羊脑甘石一斤，装在窝内，将球相合。又用前硼、硝、盐水调涂固济①，又用泥包过，以干为度。以大炭周围，架之居中，煅至三炷香尽，色如松花样为度。取出，淬入童便内，略轻蜗一遍，浮上者逼在一处，重浊不碎者装入，照前复煅，又淬，再蜗，又逼，所沉者石脚不用。研细末，须灸烘得极干，再用三黄汤（开列于后）煮过，晒干，收贮听用。

煮炉甘石三黄汤药味

川黄连　黄柏　川羌活　黄芩　山栀仁　防风　木贼草　蝉蜕　家菊花　白芷　苏薄荷　细辛　当归身　川芎荆芥穗　大黄　赤芍　连翘等分

锉一剂，白水四碗，煎至二碗。去渣澄清，入煅过甘石，煮之。

制硇砂法

用好硇砂五钱，以初生男儿乳汁湿透，放古镜背面，碗盖密布包定，埋土内四十九日，取出，走绿的是活砂，听用。

治目暴肿红赤方

瓦松嫩叶一撮，洗去泥，入明矾末少许，捣烂，表上眼皮，睡去干透，次夜再表二三次，即愈。

---

① 济：原作"满"，据《审视瑶函·秘制点眼丹药诸方》改。

跋①

　　《眼科要旨》一书，乃本坛医案上仙张公子襄氏生前手著书也。公，古徽人，缘避乱新安泰山宫旧址，结庐为道士，修真隐姓名，藉道而隐，有墨胎氏②遗风。精于医，后遂神其术。若雷震伤寒、针产死妇、救缢亡女、续断肠小客等奇症，载志书中，姑不赘。公卒年六旬外，传言失丹误投药之说，今读书序，信然。不仙于前，而仙于后，亦数定也。理医案，救活多人，即有危症，必先断可否，故在坛咸感焉。今北平张太守寻其遗稿，得《眼科要旨》一书，付刊传世，救世深心也。太守善功甚夥③，而刊《眼科》，乃全豹一斑焉。我等捧诵之下，虽不解医，视同珍玉。今时之医士，其以此言为河汉④否？

　　时光绪纪元中秋　　朐阳新心坛弟子等敬撰于悟悟轩中

---

　　① 跋：此篇名为校注者所加。
　　② 墨胎氏：指伯夷，商末周初隐居首阳山。"墨胎"为其姓。
　　③ 夥（huǒ 火）：多。
　　④ 河汉：比喻言论荒诞，转指不相信（某人的话）。

校注后记

　　《眼科要旨》为清代道医张廷桂所著，全书共分上、中、下三卷，上卷总论眼科疾病的基本理论及辨证诊治要点，收载"详目源论""眼科论""辨点眼论"等10篇眼论。中卷首列外障、内障病症，然后分列五脏分门治药，还有小儿因痘疹、癍疹余毒未尽导致的眼病等。下卷收录"伤寒愈后目疾""亡血过多之病"等数十个眼科病症的治疗用单方、验方，以及阳丹、阴丹、制炉甘石等眼科外用药物制备法。

一、作者与版本简介

　　张廷桂（1814—1875），字子香，一字子襄，号山人。清代医家，原古徽（今安徽）人氏。生平可考资料不多，曾因战祸避乱于江西，后迁居海州新安（今江苏省连云港市灌南县新安镇），在泰山宫出家为道士，对医术颇有研究。曾著《舌图辨证》一卷，刊行于1877年，因毁于战火，后世不见流传。《眼科要旨》三卷，成书于清光绪元年（1875），今所见者为嘉平圆复道人张槃于同年整理的初刊本。该书属于中医眼科学专著，版本系统单一，上海图书馆和山东中医药大学图书馆有藏。

二、学术源流浅述

　　张氏在"自序"中提到本书的内容源于《银海精微》和《眼方琐言》，"本此二书，采其奥旨，参其遗漏，撮其大略，辨其虚实，增其妙意，减其繁文"而成。笔者经过查证核对，发现该书内容与《银海精微》的差异巨大，未见明显的源流关系；《眼方琐言》今未见传本，同本书的关系也难以考证。但是笔者同时也发现，本书的内容构成与《审视瑶函》《原机启微》《医学纲目》颇有关联，尤以《审视瑶函》的影响占据主体，大致可以概括为两大特点。

（一）原篇原题，全文收录

主要体现为本书对《审视瑶函》内容的大量引录，最典型的是下卷，其中的某些内容甚至一字不差。如下卷"诸方附注"篇的所有方剂，几乎全部摘录自《审视瑶函》，列述如下：防风通圣散出自"眦帷赤烂症"篇，四物汤出自"前贤治目医案补遗诸方"篇，明目地黄丸出自"瞻视昏渺症"篇，龙脑黄连膏出自"淫热反克之病"篇，芎归补血汤出自"亡血过多之病"篇，《观音光明咒》出自"前贤医案"篇，牛黄膏、光明膏、阳丹药品法制、阴丹药品法制、制炉甘石法、煮炉甘石三黄汤药味、制硇砂法均出自"秘制点眼丹药诸方"篇。

（二）摘录发挥，或原题引用，或自拟标题

1. 原题引用：如出自《原机启微》的"伤寒愈后目疾""亡血过多之病""阴弱不能配阳之病而青盲者"等，其中"伤寒愈后目疾"处方原为人参补胃汤、羌活胜风汤、加减地黄丸，本书易为补中益气汤、十全大补丸；"亡血过多之病"处方原有当归养荣汤、除风益损汤、滋阴地黄丸，本书易为十全大补汤，芎归补血汤则不变；"阴弱不能配阳之病而青盲者"是将原"阴弱不能配阳之病"篇中有关青盲一病单独列出。

2. 自拟标题：如出自《审视瑶函》的"漏睛眼病""鸡盲雀目相同治法""风弦烂眼"等，其中"漏睛眼病"出自"漏睛"，并将"大眦漏症"与"小眦漏症"合并，分别摘录其燥湿汤、泻湿汤；"鸡盲雀目相同治法"即是原"阳衰不能抗阴之病"，且将原决明夜灵散易为养荣汤、益肾丸；"风弦烂眼"即原"风沿"，内容基本相同。

可以看出，本书的内容构成与《原机启微》《审视瑶函》呈现出明显的源流关系，与《医学纲目》的联系则主要体现在中卷，"外障""内障"两篇论述，几乎全文摘录于《医学纲目》，"痘后目疾"篇的通圣散、谷精草散也见于《医学纲目》，其中谷精草散原名蛤粉散，本书在使用时还强调了"加绿豆、黑豆皮更妙"。

三、学术思想研究

（一）谨守血气根本，突出气血辨证

张氏认为，目为五脏之精华，实则"不外乎气血而已"。因为"气血盛则明，气血衰则暗"，所以治病必须求本，"不论老少风热诸症，当先获本，后治其标"。他提炼出气血是眼睛疾患的生理病理基础，"神光，水所养也；水者，阴血也"，同时也强调了五脏血气与眼目的密切关联，"五脏清则血清，水清则神光明，自然之理"。他指出具体的生理过程为"主血者心，脾统血，肝藏血，血得活则行"，还据此阐述了目病滋养肾水的合理性，"目以肝为主，肝开窍于目，目得血而能视。若滋肾水，则水生木，木生火，火生土，土生金，金又能生水，生生不息，其益无穷"。相反，在病理条件下，气血失常也成为眼科疾病产生的根源。例如感受寒邪或误服、过服寒凉，则气血凝滞，所谓"得寒则凝，凝则害目生翳"；又如肾水亏虚，水不涵木，而致"肝血亏欠"，虚火上炎，害目不浅。

有鉴于此，全书大量运用气血理论来进行辨证论治，论治范围涉及眼科诸多病种。如暴赤瞳眼羞明，虽证属实热、血热，但如果过服寒凉，必致胃气受损，因为"脾为诸阴之首，目为血脉之宗"，寒凉太过就会"伤脾凝血"，而血"不能注睛明目"，最终就会导致目病"痛肿愈甚"。此外，还将其他眼疾的气血辨证进行了归纳，例如，眼热为病，气热、血热占据四证之二；外障翳膜，总由"气血停滞"；瞳仁缩小，病由"血竭于上"；目生青黄，病由"败血过多"；红缠瞳仁，总是"老人血衰之症"；小儿羞明，得之"气血不足"；白珠眼，病因"五脏中血气受损"。

（二）注重气血论治，主张用药平和

张氏对眼科疾病的论治，尤其注重从气血方面入手，并且归纳出"皆以生血养血，用平其中"的治疗大纲。他重视气血论治的思想，体现在全书的各个方面，举例如下：眼热病之实热证，治以"泻心凉血为主"；眼热病之气热证，先用"伐邪之剂"，其次"养血以和之"；外障翳膜，当用"活血流气之药"；内障之症，务在"调气血，补养为先，慎勿恣意表散"；迎风泪出，坐起昏花，当用"大补气血为主"；拳毛倒睫，当"补脾生血"；盲不见物，光只向上，治宜"养其精血，清其肝气"；头风害眼，宜

"活血清痰，养阴顺气"；妇人红珠眼，宜"通经散血为主"；眼目忽盲，病由痰逆所致，"须用顺气"。

论治眼疾时，他又特别主张用药平和："与其好用峻药，以求侥幸，不如简易求安静，缓缓治之。"尤其反对使用"硇砂、信等之药"，因其"毒害入神，昏烂不息"。张氏在书中一再强调用药平和的重要性，可谓敦敦告诫，用心良苦。他认为，眼科疾患即使是实热证，也应做到"凡泻火不使损其胃，不使空其源，斯为用药之良矣"。万万不可纠偏反失偏，过热过寒，所谓"大热久服，大寒久行，单行单治，非医也"。他还进一步指出，补不可过热，以免助其火，唯以"清和滋润"；泻不可过寒，以免凝其血，只以"发散消除"。具体施治时，又当审其老少肥弱的不同，少而肥者易治，宜用药平和；老而弱者难痊，宜用药滋补。

（三）重视五轮学说，配属五脏证治

除了气血论治之外，张氏还特别重视五轮学说，专设"五行受病""五轮主治""五脏分门治药"（即以五脏为中心，专篇论述相关眼病）等篇章来重点阐述。他在"治眼心法"篇指出："人有五脏六腑，图有五轮八廓。今独发明五轮，配入五脏曰：大小眦属心，血之精为血轮，属火；黑珠属肝，筋之精为风轮，属木；上下睑属脾胃，肉之精为肉轮，属土；白珠属肺，气之精为气轮，属金；瞳仁属肾，骨之精为水轮，属水。"

诊断眼科疾病时，五轮主病作为判断五脏病机的理论依据，可以将眼疾外在表现与五脏内在病机相互对应。一轮之证，往往受病于多个脏腑；而一脏之病，也能表现为多种眼疾。如白睛为气轮，属肺所主，若"黄发于内，重而苍者"，此为脾脏湿热；若"黄见于外，淡而枯者"，则属肝脏之病。又如肝热可致"胬肉侵睛"，肝冷则致"冷泪时流"；肾热可致"睛瞳疼痛"，肾冷则致"瞳仁大小"。具体治疗中，五脏论治既可单独应用，又可同气血论治紧密结合，共同发挥内治以治本的作用。如心脏"治药"，"心为一身之主脏，最难治，先宜清心养静，又当审其虚实"，以脏腑而论，大眦赤者属心之实火，服泻心汤之类；小眦赤者属心之虚火，服补心丸之类。但以气血而论，大小眦紫泡结成一块，心血凝滞，当服活血汤之类。

（四）强调内治为主，慎用点药刀针

张氏认为，眼科诸疾患的治疗之本就是顾护气血根源，故本书十分强调内治之法，所谓"善治者，理其内""治内者，治其本也"。书中首先对眼科诸病进行了提纲挈领的论述，"眼之受病……然治法不过风热、血少、肾虚、肝火、神劳数端主之"。他又指出："目疾虽有多端，不脱风热二字；热当分虚实，不外补泻二途。""眼虽有七十二症之名，实不外乎虚实而已。"就是说，眼科疾病基本可分为风热、血少、肾虚、肝火、神劳几类，但以风热居多；风热为患，见证虽繁，但若详辨虚实，治则总不离补泻之法。书中又进一步指出，治疗时可将内科八法扩展运用于眼科治疗，"苟能于汗、吐、下、温、清、补诸法善施之，于眼科妙亦无穷矣"。张氏还特别强调，如果能够辨证准确，做到"条品药味，当升提即升提，当降下即降下，泻中补，补中泻"，那么"随其经络佐使，无有不效"，所谓"升柴槟枳之类，用之得当，即为仙人"。

本书的"辨点眼论"篇指出："医之治眼，不问人之虚实，彻与一点药者，亦乐其便，而利害勿顾也。""治法真诠"篇也指出："有善刀针者，刺血割筋，眼前宽舒，日后复长，又去又长，遂成疣痔，必不可用。"张氏针砭时弊，对眼科外治之法提出了不少批评："外点剥养，一切手法，小技戋戋，曷足计乎？"但张氏并没有将外治之法完全弃而不用，而是指出必须严格遵守其适应证、禁忌证，并说"治标之法，必须不得已而用之"。书中以"翳膜"为例做了阐释：如果翳膜成形，年深日久，内治已不能奏效，就必须使用外点的方法，才能达到"去其污垢，以养神光"的目的。外治之法，有时候还需要与内治法相须而用，并且不可或缺，如"风粟多者，因脾胃火盛，日久不愈，郁结而生，外用点刺之法，内用散血除热之药，生血和血，目当自愈"。书中列出的外治禁忌证有："痘疹之时，切忌点药。""凡翳膜未净，切不可用刀割，目得血而能治，刀割则伤血。"

总体来说，《眼科要旨》是一部学术特点鲜明、很有临床实用价值的眼科专著。书中主张以气血为辨治眼科疾病之根本，突出气血辨证，注重气血论治与五脏论治，用药平和，反对滥用刀针，重视内治。

本书整理过程中，承成都中医药大学和中浚研究员多次审阅指导，初稿完成后承成都中医药大学李继明研究员、陕西中医药大学焦振廉教授审阅，特致谢忱！

方剂索引

总 书 目

本　草

方 书

医便

卫生编

袖珍方

仁术便览

古方汇精

圣济总录

众妙仙方

李氏医鉴

医方丛话

医方约说

医方便览

乾坤生意

悬袖便方

救急易方

程氏释方

集古良方

摄生总论

摄生秘剖

辨症良方

活人心法（朱权）

卫生家宝方

见心斋药录

寿世简便集

医方大成论

医方考绳愆

鸡峰普济方

饲鹤亭集方

临症经验方

思济堂方书

济世碎金方

揣摩有得集

亟斋急应奇方

乾坤生意秘韫

简易普济良方

内外验方秘传

名方类证医书大全

新编南北经验医方大成

临证综合

医级

医悟

丹台玉案

玉机辨症

古今医诗

本草权度

弄丸心法

医林绳墨

医学碎金

医学粹精

医宗备要

医宗宝镜

医宗撮精

医经小学

医垒元戎

证治要义

松厓医径

扁鹊心书

素仙简要

V